El poder curativo de los cristales

Redbook

El poder curativo de los cristales

Eric Fourneau

esenciales

ROBIN
BOOK

© 2016, Eric Fourneau

© 2016, Redbook Ediciones, s. l., Barcelona

Diseño de interior: Eva Alonso

Diseño de cubierta: Regina Richling

ISBN: 978-84-9917-391-7

Depósito legal: B-11.164-2016

Impreso por Sagrafic, Plaza Urquinaona 14, 7º- 3ª 08010 Barcelona

Impreso en España - *Printed in Spain*

Índice

Introducción:
¿Por qué curan los cristales?

Las personas que comienzan a trabajar con cristales en seguida toman consciencia de una energía, fuerza o potencial más elevado que uno mismo, que trasciende la limitación del yo. Se empieza a experimentar un potencial ilimitado que fluye a través de nosotros mientras desaparecen los límites, las restricciones y las ideas preconcebidas.

Al abrirse a este potencial, comienza a fluir a través de nosotros la energía, la clarividencia, el amor, la creatividad, la satisfacción y la sabiduría ilimitados. Algunos le llaman el "Yo verdadero", una sensación de saber al fin quiénes somos y cuál es nuestro papel en el Universo.

Los chamanes y sanadores de tiempo atrás estaban muy familiarizados con las propiedades de los cristales, sabían enfocar las vibraciones que produce su luz y sonido creando un rayo curativo. Girando una barra de cristal sobre la piel, originaban una compresión que dirigía un rayo concentrado hacia el órgano subyacente. Desde siempre, se ha tenido en cuenta que, mientras algunos cristales son energizantes o calmantes, hay otros que simultáneamente sedan el órgano hiperactivo y estimulan el perezoso.

El trabajo con cristales se interesa por trascender nuestro yo y nuestro ego ilimitados. En el proceso, llegamos a dominarlo y dejamos de ser meros divulgadores. El trabajo con cristal de cuarzo, por ejemplo, es una combinación de la mente, de la voluntad, del cristal y del espíritu conductor y facultativo.

Esta medicina alternativa se basa en la creencia de que el ser humano, además del cuerpo físico, posee otros cuerpos energéticos sutiles que le dan vitalidad y actividad al organismo, es el origen de nuestros deseos, sentimientos y emociones. La conclusión de todo ello es que las gemas, piedras preciosas y cristales emiten vibraciones curativas que alivian todo tipo de trastornos físicos, emocionales y mentales.

Las piedras curativas poseen un campo energético y vibratorio que ayudan a recuperar el equilibrio en el cuerpo no físico de las personas, que en conjunto forman el llamado "aura", una energía electromagnética que sobresale del cuerpo físico y es donde se generan las enfermedades.

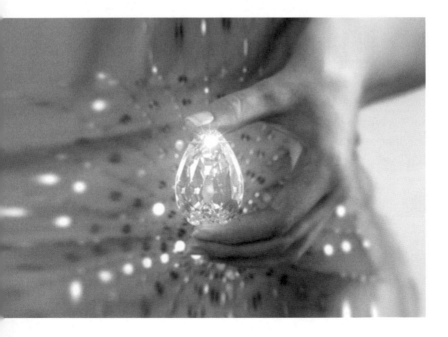

Este libro le señalará un camino y le brindará la experiencia de aprender a trabajar con cristales, con lo cual podrá aprovechar su sabiduría, el conocimiento inagotable y la paz que fluye dentro de cada persona. Las aptitudes para usar los cristales llegarán a usted de forma natural.

1. Cristales, gemas y minerales

Los cristales son sustancias puras cuyos átomos, moléculas o iones se disponen en un patrón ordenado. El proceso de formación del cristal a través de los mecanismos de crecimiento cristalino se llama solidificación o, más comúnmente, cristalización.

Suelen clasificarse por sus formas: hexagonales, cúbicos, ortorrómbicos, tetragonales, romboédricos y monoclínicos. En su mayoría son translúcidos y sus colores son determinados por la luz que pasa a través de ellos.

Los cristales suelen venerarse como objetos de poder y belleza. Tienen cientos de años de antigüedad y nacen en la profundidad de la Tierra. Pueden tardar en formarse entre 200 y 300 millones de años. Los griegos solían pensar que, debido a su transparencia, el cristal de cuarzo era agua que se había solidificado.

Las civilizaciones más antiguas valoraron los cristales por su belleza, pero también por sus poderes mágicos y sus cualidades de sanación. Las obras de Plinio el Viejo influyeron en el pensamiento medieval europeo sobre las propiedades sanadoras de los cristales. En cualquier civilización se han encontrado amuletos y talismanes hechos con cristales con un simbolismo claro.

Su formación en el interior de la Tierra les otorga caprichosas y espectaculares formas geométricas. Un cuarzo de cristal forma un prisma de seis lados con una terminación en punta compuesta por seis caras triangulares. Los de pirita, por ejemplo, son cubos perfectos.

La mayoría de terapeutas emplea minerales no cristalinos, como la obsidiana, el ámbar o el coral. No obstante, se han formado en el interior de la Tierra, y por tanto forman parte del reino mineral.

Minerales

Los minerales son sustancias sólidas con estructura cristalina y un cuerpo homogéneo. Su origen es, pues, natural e inorgánico. Constituyen gran parte de la Tierra y de los cuerpos celestes.

Su característica fundamental es su composición química, que puede variar de un simple elemento a formas más complejas. Su estructura cristalina tiene que estar siempre dispuesta en forma de líneas ordenadas y exactas. Diamante y grafito, por ejemplo, tienen la misma composición química, pero sus distintas estructuras cristalinas hacen que el primero sea la piedra más dura del mundo.

Existen más de cuatro mil minerales conocidos en el mundo: algunos, como el cuarzo, son la base de la composición de muchas rocas, mientras que otros se consideran accesorios.

El proceso de cristalización de los minerales puede venir dado por su solidificación, por evaporación o bien por transformación de las condiciones físicas. Sus propiedades vendrán dadas por el ambiente y equilibrio de las condiciones donde se originó. En cualquier caso, los cristales están formados por átomos dispuestos en forma geométrica, regular y repetitiva en las tres dimensiones.

Las ocho clases de subdivisiones de los minerales

Los minerales se dividen según sus características químicas:

I. Elementos nativos: Son los metales, como el oro, la plata y el cobre, y los semimetales, como el antimonio, grafito y azufre.

II. Sulfuros: Son compuestos químicos, donde el azufre se combina con elementos metálicos y semimetálicos. Entre estos está la pirita.

III. Haluros: Los minerales de este grupo son aquellos formados por las sales minerales y se encuentran en lugares donde la evaporación es muy fuerte, como en el Mar Rojo. Forman parte de este grupo la fluorita y la sal de roca.

IV. Óxidos: Son minerales muy importantes, porque desde aquí se extraen todos los metales fundamentales para la industria metalúrgica y por consiguiente, toda la producción industrial. Los más conocidos son los cuarzos, las ágatas, la calcedonia, las hematites y el jaspe.

V. Carbonatos: Son minerales, como calcitas, aragonita, rodocrosita y malaquita, formados por plancton y conchas depositados en el fondo marino y se encuentran en ambientes sometidos a fuerte evaporación.

VI. Sulfatos: Son minerales que contienen azufre y se forman en zonas cuyas aguas se están muy salinizadas y evaporan con extrema lentitud. El más conocido es el yeso.

VII. Fosfatos: son minerales cuya parte principal está compuesta por fósforo, antimonio o arsénico. Entre los más conocidos están la turquesa y el apatito.

VIII. Silicatos: Es el grupo más numeroso. Están compuestos por silicio y oxígeno, con el añadido, en algunos casos, de magnesio, hierro y calcio. Tienden a ser duros, transparentes y translúcidos. Los más conocidos son los granates, el peridoto/olivino, las turmalinas, la labradorita y la amazonita.

Propiedades físicas de los minerales

Las propiedades físicas de los minerales son el resultado de sus características químicas y estructurales.

Color

Algunos minerales tienen un color característico que los distingue. Pero en general se pueden clasificar en:

- **Idiocromáticos:** El color es una propiedad inherente. Así, sabemos que la malaquita es verde, que la azurita es azul y la pirita amarilla.

- **Alocromáticos:** Son los que puede variar mucho el color. Cuando son puros no tienen color o bien son blancos. El pigmento de los minerales apocromáticos se distribuye irregularmente y el color puede aparecer en placas, manchas, o distribuido en zonas o bandas regulares, como es el caso del ágata.

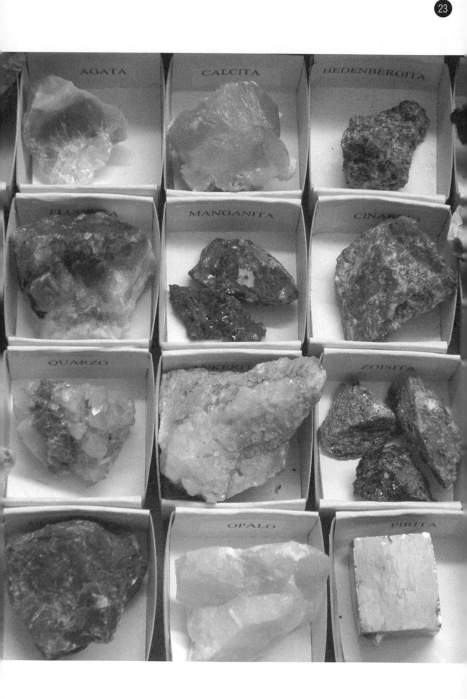

Dureza

La dureza es la resistencia ofrecida por un mineral a la abrasión o al raspado. El grado de dureza de un mineral se indica por la llamada escala de Mohs que comprende el orden de menor a mayor.

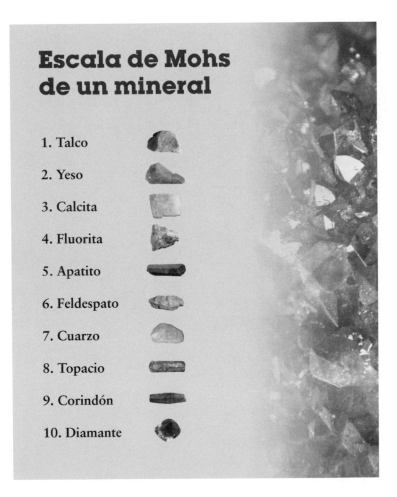

Escala de Mohs de un mineral

1. Talco

2. Yeso

3. Calcita

4. Fluorita

5. Apatito

6. Feldespato

7. Cuarzo

8. Topacio

9. Corindón

10. Diamante

Brillo

El brillo es la apariencia de la superficie de un mineral cuando se refleja la luz en él. Hay minerales que tienen una apariencia metálica y otros que tienen un brillo no metálico, que en general son de colores claros y transmiten la luz. Entre los principales están:

- **Vítreo:** Brillo del cristal, como el cuarzo y la turmalina.

- **Adamantino:** Sumamente brillante con elevado índice de refracción, como el diamante.

- **Resinoso:** Brillo o apariencia de resina, como el azufre o blenda.

- **Graso:** Apariencia de una superficie aceitada, como la nefelina.

- **Nacarado:** Similar al brillo de una madreperla, como el el talco.

- **Sedoso:** Similar a la seda. Es el resultado de una estructura fibrosa, se puede observar en el yeso fibroso y asbestos.

- **Mate:** Sin brillo, llamado también brillo terroso, como en el caolín.

Otras formas de clasificar los minerales son por su fractura, su hábito, su contraste, su transparencia, su exfoliación, etc.

Gemas

Las gemas son especies de minerales muy apreciadas por su valor comercial y estético. Para que un mineral sea considerado una gema debe de tener una serie de propiedades como la rareza, el calibre, la pureza, el color y el corte. Se consideran gemas sustancias como el ámbar, el coral o las perlas.

La característica más valorada por una gema es, sin duda, su rareza. Ello implica que no sea fácil de encontrar y que sus características sean únicas y particulares, como un calibre o una pureza especiales, o una rara coloración.

El calibre de una gema corresponde a su peso en gramos dividido por cinco. Cuanto mayor sea el calibre mayor será el valor de la gema.

Las más buscadas son las gemas con el color más intenso. En una sola variedad existe una gama infinita de sombras.

Rocas magmáticas: silicatos y cuarzos

Las rocas magmáticas o ígneas son las que proceden de la solidificación de un magma cuando este se enfría. Pueden tener dos orígenes:

- **Un origen profundo**, en el manto o el núcleo en el que las altas temperaturas funden las rocas.

- **O bien un origen más superficial**, en lugares de la

litosfera donde se produce un aumento de la temperatura por acumulación de elementos radiactivos que desprenden calor al desintegrarse.

Los silicatos predominan en las rocas ígneas, si bien la mayoría suelen tener varios minerales en su composición. Según sea su textura se pueden dividir en:

- **Graníticas:** Cuando el magma cristaliza muy lentamente pero con espacio. Los minerales que forman la roca se presentan como granos cristalinos visibles, del mismo tamaño y unidos sin que se aprecien poros entre ellos. Un ejemplo de roca granítica es el granito.

- **Pegmatíticas:** Cristales gruesos que son producto de una cristalización lenta.

- **Porfídicas:** Sus cristales son de formación lenta y de aspecto homogéneo, como por ejemplo el basalto.

- **Vítreas:** Son rocas constituidas por una masa amorfa en la que se incrustan pequeños cristales. Un ejemplo muy conocido es la piedra pómez.

Según el lugar donde se han formado existen tres tipos de rocas magmáticas:

1) Plutónicas: Consolidadas en grandes profundidades, se han enfriado muy lentamente, por lo que todos sus componentes tienen tiempo para cristalizar. Su textura típica es la granítica: granito, sienita, diorita, gabro y peridotita.

2) Volcánicas: Formadas en la superficie cuando se producen las erupciones volcánicas, por lo que el enfriamiento es muy rápido: basaltos, obsidiana, pumita, andesita.

3) Filonianas: Consolidadas en el interior de la corteza pero a poca profundidad, generalmente en grietas: pórfidos y pegmatitas.

Rocas sedimentarias

Cuando una roca está expuesta a agentes geológicos externos significa que puede ser transportada a otro lugar y ocasionar un sedimento, que suele formarse en las zonas más bajas como cuencas oceánicas o fondos de grandes lagos. Se distinguen varios tipos de rocas sedimentarias:

- **Detríticas:** Las rocas sedimentarias se forman gracias a la erosión de otras rocas. Ejemplos de este tipo de rocas son las areniscas o las arcillas.

- **Calizas:** Están formadas por carbonato cálcico y su origen puede ser biológico (debido al depósito de fragmentos de seres vivos), químico (debido a la precipitación de sales de carbonato disueltas en agua) o detrítico (debido a la compactación de antiguas rocas calizas).

- **Evaporíticas:** Proceden de la precipitación de sales al evaporarse el agua, como las halitas o los yesos.

- **Orgánicas:** Son rocas formadas por restos vegetales o animales, transformados en ambientes sin mucho oxígeno, como el carbón y el petróleo.

La geometría sagrada de los cristales

Cualquier roca, cualquier montaña está constituida por minerales. Y el estado cristalino de la materia constituye su mayor orden, aquel en el que las correlaciones internas son mayores. La llamada estructura cristalina se caracteriza por la agrupación de iones, átomos o moléculas según un modelo de repetición periódica. A esa repetición se le denomina red cristalina y es la que origina las caprichosas formas de los minerales.

Hay ocasiones en que la repetición se rompe, no es exacta, y permite diferenciar a los cristales de los vidrios o de los materiales amorfos.

Según la gemoterapia, las piedras y cristales una vez extraídas de los yacimientos siguen creciendo y teniendo vida. Sus átomos se encuentran dispuestos de tal manera que forman estructuras geográficas diferentes, esto es lo que se conoce como geometría sagrada. Ni más ni menos que el lenguaje simbólico de las fuerzas de la creación del Universo.

El lenguaje universal se expresa en símbolos. Y en los cristales se pueden encontrar todas esas figuras, comprendiendo que, de su descodificación dependerá el trabajo interno que realicemos con nosotros mismos.

Los minerales pueden formarse por procesos inorgánicos o con la colaboración de otros organismos. También, como hemos mencionado, a partir de disoluciones, fundidos y vapores. Los átomos desordenados tienen una disposición hecha al azar, pero al cambiar las condiciones de presión, temperatura y concentración tienden a agruparse en una disposición ordenada. Si la evaporación es lenta, los cristales tienden a ser grandes, mientras que si es rápida se generan muchos centros de cristalización de pequeño tamaño.

La geometría sagrada participa de todos los ámbitos del Universo pero su objetivo último es lograr el equilibrio del ser humano en todas sus dimensiones, física, emocional, mental y espiritual, equilibrando la relación entre la Tierra y el Universo. Al transmutar las energías negativas que se hallan bloqueadas por la persona se llega a un estado de relajación, equilibrio y bienestar. El cuerpo entra en resonancia magnética con el principio de la creación, del ser y del Universo, produciendo una vibración muy poderosa.

2. Historia del poder curativo de los cristales

En todas las grandes culturas los minerales, los cristales, las gemas, han sido estimadas no sólo por su belleza sino también por sus poderes curativos y armonizadores. Y es que han simbolizado, desde siempre, la luz, la sabiduría y la sanación. Por lo tanto se convirtieron en herramientas muy valoradas por toda clase de grupos tribales.

La antigua civilización china, por ejemplo, se dedicaba a producir exquisitas tallas de jade y esmeralda que asociaban a la fertilidad y la fuerza. Empleaban las piedras rojas como el rubí o el granate para curar enfermedades y como medio de protección contra el fuego y el mal tiempo. En cambio, asociaban las piedras azules y violetas como la turquesa y la amatista a la fe y la virtud. Las piedras amarillas como el topacio se relacionaban con la felicidad y la prosperidad.

Los egipcios consideraban el lapislázuli como la llave de acceso a la mente, lugar donde creían reside el alma. Solían mezclar el polvo de esta piedra con polvo de oro y lo esparcían en la parte alta de la cabeza para preservar el alma del ataque de espíritus maléficos.

Los hierofantes griegos contaban con la crisoprasa y el lapislázuli como piedras predilectas, y los antiguos asirios usaban profusamente este último, además del cristal de roca y el jaspe verde.

Entre los celtas era muy popular el cuarzo ahumado. Se

ha encontrado en numerosos enterramientos y parece que se empleaba para alejar los demonios y también como sedante.

En norteamérica, los indios se valían de los cristales para diagnosticar y tratar las enfermedades. Los mayas, por ejemplo, tenían la creencia de que si uno llevaba una buena vida, tras la muerte moraría en un cristal. Cuando uno encontraba un cristal con el espíritu de una persona debía ponerlo en contacto directo con su corazón, porque así curaría, guiaría y convertiría sus sueños en realidad.

Los alquimistas en la Edad Media empleaban las piedras en todo tipo de curaciones, especialmente se dedicaron a la transformación de los metales, ya que pensaban que estos poseían una esencia básica y que si se mezclaba un metal puro con otro mineral se podía obtener otro material más puro, como el oro. Uno de los logros más importantes de los alquimistas fue probar la dureza del diamante al que llamaron adamus, la piedra perfecta.

Los reyes adornaban sus coronas con gemas y piedras preciosas no únicamente como símbolo de prestigio y poder, sino también como forma de protección, en la creencia de que les otorgaba sabiduría en la toma de decisiones.

Los médicos de esta época mezclaban piedras pulverizadas con agua o vino para tratar diarreas, gota, disentería y cólicos renales, entre otras dolencias. También hubo médicos que consideraron el diamante como benéfico para los embarazos y para asegurar prosperidad eterna.

Testimonios escritos

Existen testimonios escritos a lo largo de la Historia que han intentado explicar el poder de las piedras y el misterio o la ciencia de su uso, desde Teofrasto (discípulo de Aristóteles) en el 300 aC con su obra *Acerca de las piedras,* hasta Georgius Agricola en 1546 con su *De Natura Fossilum* y su exhaustiva clasificación de minerales, pasando por la *Enciclopedia* de Plinio el Viejo en el 79 dC, por la compilación de propiedades de los cristales de Alberto Magno en 1270 o por la propia Biblia, donde se mencionan las doce piedras de Aaron que representan a las tribus de Israel.

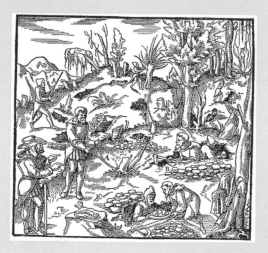

En la actualidad se ha avanzado enormemente en los estudios de los minerales, hasta el punto de que se han podido aplicar las últimas innovaciones de la industria electrónica. Y sea por ello o la mítica que los envuelve no han dejado de emplearse como adorno o como símbolo de curación por sus propiedades energéticas. Los cristales desprenden una energía comprobada y una vibración particular que puede mejorar nuestras vidas de forma diversa, la mayor parte de las veces dejando que su energía positiva y sus vibraciones nos acompañen y guíen en nuestra evolución.

El poder de los cristales

Parece evidente que ciertas piedras tienen la capacidad de promover la salud y el bienestar. Hace más de 5.000 años en la China e India prescribían la utilización de los cristales y las piedras preciosas para curar ciertos males. Otras culturas empleaban las piedras con fines religiosos o terapéuticos. Por ejemplo los aborígenes australianos o los taoístas que pensaban que al tomar polvo de jade podían alcanzar la inmortalidad.

Hay piedras que se emplean igual en bruto que talladas, otras deben ser pulidas, otras se utilizan en su estado natural. Por regla general se dice que los cristales opacos, como la malaquita, el lapislázuli o el hematite son los receptores de energía de mayor grado mientras que los transparentes, como el cuarzo, el aguamarina, la amatista o el diamante son emisores y generadores.

Propiedades de las piedras según sus formas

Según como sea la forma de las piedras, así será la energía que desprenda:

- **Cubo:** La armonía de sus proporciones le hizo ser venerado por Pitágoras y sus seguidores. Más tarde, fue adoptado como símbolo de culto por numerosas creencias y civilizaciones.

- **Esfera.** Símbolo de perfección e infinito para la mayoría de las civilizaciones y religiones del planeta. La esfera concentra la energía y la irradia en todas las direcciones.

- **Obelisco:** El hombre prehistórico lo levantó en forma de menhir y el Antiguo Egipto perfeccionó su forma. En la actualidad se yergue en sitios tan emblemáticos como la plaza de San Pedro en el Vaticano o en la plaza de la Concordia en París.

- **Piedra rodada:** Los cristales fragmentados y erosionados, también conocidos como cantos rodados, irradian una energía serena pero persistente.

- **Pirámide:** Civilizaciones como los egipcios, mayas y aztecas ya conocían el poder de las pirámides para acumular la energía, conservarla en su interior e irradiarla.

Las piedras preciosas y los minerales nacen de las profundidades de la Tierra, por lo que en sí mismas contienen las fuerzas y energías acumuladas durante milenios de años. Su infinita variedad de formas y colores ha ejercido desde siempre una gran influencia en los hombres y mujeres que, además de emplearlas como objeto decorativo, apreciaban también sus propiedades.

Los orígenes del planeta se encuentran en una masa incandescente formada por gases y materias en fusión a la que se denomina magma. Su proceso de enfriamiento dio paso a la corteza terrestre. El desplazamiento de esta corteza junto a la acción de los volcanes que arrojan grandes cantidades de lava dan lugar a una masa que progresivamente se va enfriando transformándose en distintos tipos de minerales y piedras preciosas.

Según sea el estado, forma o color, las gemas desempeñan también distintas funciones:

- **Gemas verdes:** La más utilizada es la malaquita que equilibra todo el organismo pero especialmente el ciclo menstrual.

- **Gemas rojizas:** Activan el alma y el cuerpo. Aportan la energía vital, ayudan a reaccionar y estimulan la valentía. Favorecen la autonomía personal y el lado dinámico y positivo de las cosas. El granate estimula la función sexual; el rubí, la fuerza vital, y el coral alivia los dolores menstruales.

- **Gemas amarillas:** Desarrollan el sentido de la organización, la consciencia de la personalidad. Estimulan las capacidades de mandato, la ascensión social y la confianza en sí mismo.

- **Gemas ocres:** El ámbar depura el organismo, y el topacio dorado refuerza el corazón y ayuda a equilibrar el sistema nervioso.

- **Gemas blancas:** La kunzita es excelente para solucionar los problemas emocionales y favorecer la autoexpresión, mientras que las piedras lunares alivian el dolor abdominal.

- **Gemas anaranjadas:** La cornalina favorece la curación de las heridas y el ópalo de fuego disuelve las piedras del riñón, los cálculos biliares y el ácido úrico.

- **Gemas negras:** Permiten anclarse en la realidad, mantener los pies en la tierra y conservar el sentido de la medida. Ayudan a hacer frente a los miedos y las angustias, transformándolas.

- **Gemas translúcidas:** Favorecen la meditación y desarrollan la intuición y la clarividencia. Permiten elevar el espíritu y facilitan la claridad de pensamiento. Amplían el campo de comprensión.

Cuando la totalidad de la masa se endurece se habla de piedras, pero si en el proceso de enfriamiento se cristalizan sus componentes entonces se habla de minerales. Esa es la principal diferencia. Las piedras primarias o magmatitas se forman a partir de minerales que proceden del magma fluido, mientras que en las secundarias influyen factores externos como la lluvia, el viento, el proceso de sedimentación, etc.

Eric Fourneau

La acción beneficiosa de las gemas

El principio de la acción beneficiosa de las gemas se basa en las vibraciones que emiten sus campos magnéticos y la influencia que emiten sus colores que equilibran el cuerpo y la mente. La presencia de estas vibraciones varían según sea el color y el tipo de piedra.

En el trabajo con cristales se pueden intuir los campos vibracionales que rodean a la piedra, las pautas que afectan su uso, así como los campos asociados a todo lo que se desee cargar con ella. Cuando se trata de una labor curativa, es útil ser capaz de sentir físicamente las vibraciones con las que se trabaja.

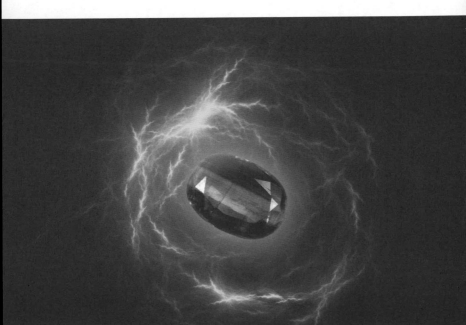

Ejercicio de respiración y sensibilización al cristal

Trate de frotarse las palmas de las manos durante un minuto, generando todo el calor que sea posible. A continuación ábralas y sople ligeramente sobre ellas para generar una sensación de hormigueo. Sostenga el cristal con una mano y tóquese la palma de la mano con su otra mano.

Levante el cristal y describa un movimiento circular hasta que pueda sentir la energía en forma de un hormigueo. Compruebe hasta dónde puede levantar el cristal sin dejar de sentir la vibración en la palma de la mano. Para finalizar, deslice el cristal por encima de su cuerpo a una distancia de unos quince centímetros y trate de experimentar el poder de la energía producida.

La capacidad para sentir la energía no es sólo una cuestión de sensibilidad en las manos sino también de concentración mental. La mente debe ser como una extensión del agua en calma, sin que ningún pensamiento incontrolado perturbe su superficie.

Cuando se desarrolla la sensibilidad de las manos y aumenta la concentración de la mente, las aptitudes intuitivas parecen crecer de manera exponencial. Al sentir las energías sutiles también se desarrolla de manera creciente una mayor sensibilidad sutil. Como en cualquier otro trabajo, la práctica constante se traduce en mejora. El desuso trae aparejada cierta pérdida de la aptitud, aunque en general la sensibilidad recién descubierta no desaparecerá por completo. Si se pierde la aptitud para sentir físicamente la vibración por falta de práctica, no será necesario desarrollarla como la primera vez, lo único que se precisará es volver a intentarlo de nuevo.

Entrenar la mente

La mente suele vagar incesante de un pensamiento a otro, sin que muchas veces haya una continuidad. Los pensamientos se activan a partir de cosas que observamos, que oímos, por impresiones sensoriales, recuerdos... Al no estar entrenada, la mente resuena con cualquier otra vibración mental que se produzca en el entorno que nos rodea. Al resonar esos estados vibracionales en nuestra mente, nos vemos influidos por ellos. Por ejemplo, si las personas que nos rodean están airadas, podemos llegar a sentirnos también airados sin motivo. Las vibraciones de una ciudad ruidosa nos tensa y nos crispa.

Somos esclavos de nuestras mentes en la mayoría de horas del día, en vez de dominarlas. Cuanto más nos esforzamos por serenar nuestra mente, más activa se vuelve en ocasiones. Por eso es importante aprender a desarrollar la mente, para que de esta manera los pensamientos más perturbadores puedan cruzarla sin que esta se inquiete. Cuando está centrada, solo es consciente de aquello que la ocupa. Cuando cesa la necesidad de concentración, entonces la mente regresa a su anterior estado de equilibrio. Si la mente está tranquila y cesan las discriminaciones y juicios, se puede llegar a ser consciente de la corriente continua de sabiduría que fluye a través de nosotros.

El cristal tiene la capacidad de influir en las vibraciones para que se manifiesten estados alterados. Al generar una determinada vibración de pensamiento el cristal resuena en armonía y esa vibración mental interactúa con otro conjunto de vibraciones. Es la manera de poder configurar cambios en los planos mental, astral, etéreo y físico. Para que esto suceda, la visualización, el pensamiento y la intención deben mantenerse inquebrantables durante el tiempo que se requiera para alcanzar los resultados.

Los pensamientos tienen que estar centrados con intensidad, a fin de que el cristal reciba sus impresiones claramente, sin confundirse con otros pensamientos o visiones. Sólo deben transmitirse las vibraciones.

Las imágenes o pensamientos necesitan mantenerse con firmeza mientras se aplica la voluntad para dirigirlos a través del cristal con el propósito de que se transmitan del modo previsto. Cuanto más capaz sea una mente de centrarse, menor será el control que se deba ejercer y más efectivo será el trabajo.

La voluntad

La voluntad es la fuerza que se halla detrás de una intención y que además la hace posible. La voluntad es esencial para que el trabajo con cristales sea posible. La duración de su concentración, el poder de su proyección, la claridad de sus visualizaciones, todo depende de su fuerza de voluntad. Combinada con otras técnicas, tiene el poder de generar numerosas y diversas vibraciones que se hallan presentes en el cristal. La voluntad transmite o dirige las corrientes de energía que la persona ha creado con el cristal y propulsan su cuerpo y sus acciones en los planos astral, mental y causal.

La voluntad también está vinculada a la vitalidad general. Si se tiene poca energía vital, se tiene poca energía. También está vinculada a la fuerza nerviosa, por lo que es importante desarrollar un sistema nervioso vigoroso.

Además de la fuerza de voluntad individual hay otra fuerza similar en el Universo que se emplea en el trabajo efectivo con cristales. Es una corriente de energía que reside en todos los planos. Esta fuerza es responsable de un cierto orden y hacer que las cosas encajen. La sensación de esta fuerza se desarrolla a medida que aumenta la consciencia. Es una fuerza que influye en nuestra individualidad y está más allá de nosotros: es una fuerza liberadora, nunca opresiva.

Cuando una persona trabaja con cristales suele sentirse animado y en armonía. Suele sentir una guía en su trabajo y en su vida y su fuerza fluye de manera natural.

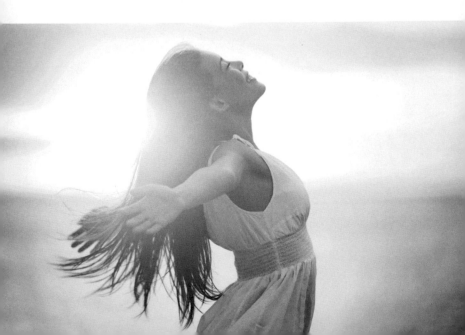

El prana o fuerza vital del Universo

Prana es una palabra sánscrita que significa Energía Absoluta. El Prana (con mayúscula) es la energía vital existente en el Universo. El prana (con minúscula) es la energía vital de nuestro cuerpo. El prana o fuerza vital se encuentra en todos los planos enviando sus corrientes de vida a través de nuestro cuerpo.

Esta energía penetra en nuestro organismo por medio del oxígeno y se distribuye por todo el cuerpo a través de la respiración. El oxígeno distribuye el prana por el cuerpo sutil, llevando energía a cada una de sus partes. Entonces, el nivel de salud y vitalidad se determina por el grado de absorción y circulación de prana. Cuanto más prana absorba, más vitalidad sentirá el cuerpo.

El prana está íntimamente ligado a la respiración. Cuando se respira de manera profunda, se lleva más prana hacia el cuerpo. De la misma manera, cuando se espira, se descarga. Y, en ese sentido, la respiración hace circular la corriente vital pránica por todo el cuerpo.

Esta distribución se hace de manera natural cuando se respira. Sin embargo, la distribución del prana también puede ser dirigida con la voluntad hacia dentro o hacia fuera del cuerpo. A las técnicas para distribuir y acumular prana en el cuerpo se denominan pranayama.

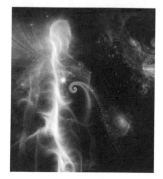

Trabajo emocional

Trabajar con estados emocionales exige un control firme de las emociones. Y eso significa también tener aptitudes para desarrollarlas y sentirlas intensamente. Si no se tiene aptitud para sentir las propias emociones difícilmente se tendrán aptitudes para abrirse a sentir las emociones de otros.

El trabajo con cristales requiere empatía con los otros. Se debe tener un corazón abierto a nuevas experiencias, porque es allí donde se aloja la empatía y también la compasión. Si el centro de su corazón está cerrado, la energía que necesita para trabajar no puede canalizarse a través del cuerpo como se debiera y la persona se bloquea.

Controlar las emociones significa dejarlas ir y venir libremente, sin reprimirlas. Cuanto menos se involucra una persona en una emoción, antes desaparece. Y esto se aplica a todas las emociones, no sólo a las negativas.

Observe qué es lo que activa cada emoción. En general se basa en un deseo o conjunto de deseos no satisfechos. Experimente qué se esconde detrás de cada una de ellas sin emprender ninguna acción. Luego, libérese del deseo. Es la manera de aprender más sobre uno mismo y sobre los demás.

Cuando trabaje con cristales, debe ser flexible y actuar en concordancia con la voz conductora que hay dentro de usted. Si se halla vinculado a un estado emocional concreto no se hallará en condiciones de liberarse de su influencia, ni podrá centrar su atención en esa voz interior conductora. Por consiguiente, en lugar de hacer lo que se proponía en su trabajo con cristales, más que nada estará proyectando su propio estado emocional.

Si se halla en un estado emocional negativo, limpie los cristales y vuelva a programarlos de nuevo. Cuando sea capaz de observar sus estados emocionales sin actuar sobre ellos, finalmente comprenderá cómo abordarlos. Las emociones no son moralmente correctas o incorrectas, lo que puede no ser admisible son las acciones que se basan en ellas. La acción correcta es la que se halla en armonía con su entorno, con las demás y con su propia voz interior.

Al abrir el corazón, la persona deja de estar cegada por sus emociones y se halla inmersa en una situación natural de amor, un amor sereno, comunicativo y profundo.

Cómo limpiar un cristal

Para limpiar un cristal es suficiente con seguir los siguientes pasos:

1. En primer lugar colocarlo en agua de mar o en una solución de agua con sal marina durante todo un día.

2. También se puede enterrar en barro o en tierra común entre cinco y siete días completos.

3. Otra manera es ponerlo bajo un chorro de agua fría, sosteniéndolo con las dos manos y visualizando el baño de luz que se le está dando.

4. Sostener el cuarzo o cristal con ambas manos, retener la respiración unos segundos y exhalar rápidamente sobre él, tratando de visualizar y sintiendo la limpieza que se está llevando a cabo.

Cómo activar o energizar un cristal

Si una persona deja su propio campo energético en el cristal de otra persona, hay una manera muy efectiva para activarlo de nuevo e impregnar de nuevo la energía de su propietario.

1. Coloque el cristal en un chorro de agua fría.

2. Ahora frótelo con una esencia de cualquier aroma.

3. Toque el cristal durante un tiempo para que las energías se muevan.

4. Y por último tómelo en su mano derecha presionándolo, cierre los ojos y respire lentamente, concentrándose hasta que sienta los latidos de su corazón en su mano, y en ese instante imagine que un rayo de luz cae desde el cielo, cae en su cabeza entrando por el chakra coronario y recorriendo todo el cuerpo. Es entonces cuando podrá visualizar el objetivo que quiera lograr con su cuarzo, ya sea material o emocional. Todo cuarzo tiene una función. Durante nueve días deberá realizar el punto cuatro.

En la limpieza de una piedra es preciso saber que:

- Se pueden limpiar varias piedras juntas al mismo tiempo y con los mismos métodos, a menos que sintamos la necesidad de algún tratamiento especial para alguna piedra en particular.

- Siempre que tengamos la íntima convicción de que debemos alejar energías negativas, tendremos que ubicar nuestra piedra bajo el agua corriente fría durante cinco minutos. Es aconsejable una limpieza intensa después de algún desengaño serio.

- Piedras tales como la turquesa, crisocola o pirita de sol, no deberían ser limpiadas con agua ya que son extremadamente porosas y se pueden quebrar muy fácilmente cuando quedan húmedas, en este caso se sugiere limpiarlas con un péndulo o en caso de usar agua secarlas al sol.

- Las piedras con cortes elaborados como el diamante, requieren una limpieza especial; partiendo de la base que sostiene que las piedras tienen energía propia, es preciso considerar que los procesos de corte son particularmente "dolorosos" para tales piedras y algunas veces conllevan a la perdida de energía. Para ayudarlas a recuperarse, debemos enterrarlas en la Madre Tierra por algunas semanas. Lo propio puede ser hecho con joyas antiguas ya que las mismas pueden verse generalmente afectadas por los posibles efectos negativos de sus previos dueños o de quienes la vistieron.

- Cuando utilicemos cuarzo rosa o cristal de roca para equilibrar alguna habitación, los deberemos limpiar al menos tres veces por semana, dejando que corra sobre ellos agua fría, por no menos de cinco minutos cada vez.

- La única piedra que no necesita obligatoriamente ser limpiada es la turmalina negra, ya que posee poderes de limpieza propios, pero aun así es recomendable limpiarla aunque no con tanta frecuencia.

- Cualquier piedra "agradecerá" ser expuesta al sol ocasionalmente, por no más de una hora.

3. La energía de los cuerpos sutiles

El cuerpo humano está rodeado por otros cuerpos. Cada uno de ellos emite una esencia y una vibración singulares. Para poder manifestarse en el mundo el ser humano está dotado de siete cuerpos dimensionales. Todos ellos son necesarios para que el ser pueda encarnar o tomar cuerpo en el plano físico.

· El cuerpo físico.

· El cuerpo etérico.

· El cuerpo emocional.

· El cuerpo mental.

· El cuerpo astral.

· El cuerpo causal o de la voluntad.

El cuerpo físico es el más denso de todos y el que contiene a los otros cuerpos. Por medio de él ejecutamos nuestros actos físicos y nos movemos en el plano material. A través de él se manifiesta todo lo existente en los seis cuerpos no visibles a nuestros ojos físicos. Gracias a él sentimos alegría, sufrimientos materiales, etc. Es el lugar donde mora la chispa divina y está conformado por el elemento Tierra: su color es el amarillo, su polaridad positiva en el hombre y negativa en la mujer.

Los diferentes cuerpos pueden representarse como capas, uno encima del otro, aun cuando en realidad cada cuerpo está contenido dentro de los siguientes cuerpos superiores. A medida que los cuerpos se van extendiendo desde el núcleo o cuerpo físico, la vibración es cada vez más sutil. Aunque todos los cuerpos tienen densidades diferentes, se corresponden y están unidos entre sí. De esta manera, un cambio en un cuerpo afecta a todos los demás.

El cuerpo físico tiene la menor frecuencia de vibración entre todos los cuerpos. Esta vibración representa a un tipo de masa que es generada por el cuerpo físico y se dirige a los sentidos de los que somos más conscientes.

El cuerpo etéreo vibra a una frecuencia mayor que la del cuerpo físico, pero menor que la del cuerpo astral. Cuando un cuerpo vibra a una a una frecuencia mayor se dice que es más "sutil".

Los cuerpos son esencialmente vibración. Cada cuerpo de un plano particular es un conglomerado de las vibraciones generales de ese plano unidas por una fuerza de conciencia particular. Esa fuerza de conciencia tiene límites, márgenes o características diferenciados que los distinguen de la mayoría y les dan un valor único.

El cuerpo energético

El cuerpo etéreo, que se puede confundir fácilmente con el cuerpo astral, recibe y distribuye las fuerzas vitales que emanan del sol y, por consiguiente, resultan vitales para la vida. El cuerpo etérico trabaja con casi todas las fuerzas físicas más conocidas, es decir, la energía magnética, la luz, el calor, el sonido, la atracción y la repulsión química, y el movimiento.

El prana se acumula, filtra y distribuye por los chakras etéricos o centros de energía a través del cuerpo en varios canales o senderos de energía para ser el impulso controlador que pasa por sus centros nerviosos. Es lo que mantiene vivos a los cuerpos etéricos y físicos.

El cuerpo etérico actúa como un puente de doble sentido entre los cuerpos físicos y astral. Los chakras etéreos llevan hacia la conciencia física cualquier cualidad inherente presente en los centros astrales correspondientes. A través de este puente se llevan los sueños a la conciencia cuando uno despierta. La conciencia del cuerpo astral y de otros cuerpos superiores se transmite hacia el cerebro y el sistema nervioso físicos.

Al expandir de manera automática la conciencia mediante el trabajo con cristales, estos sistemas sutiles despiertan y se incrementan.

Los otros cuerpos sutiles

El cuerpo emocional rige las emociones y los sentimientos. Hay que distinguir entre emociones y sentimientos: la emoción se presenta por exceso o por defecto y raramente tiene relación con el presente. Suele relacionarse con personas que provocan un estremecimiento. En el cuerpo emocional surgen los sentimientos y las emociones más ocultas.

El cuerpo mental se localiza en la zona de la cabeza y está ligado a los pensamientos. Cuando la mente está demasiado desbordada de pensamientos repetitivos, el cuerpo mental se muestra muy debilitado. Pero si se aprende a parar los sentimientos o a dejar que fluyan sin prestarles atención, el cuerpo se hará más voluminoso y evidente.

El cuerpo astral hace la tarea de filtro de aquello que pasa de un nivel a otro, del plano espiritual al físico y viceversa. Sus frecuencias son elevadas y requieren que las capas anteriores estén bien equilibradas y sean enérgicamente radiantes.

El cuerpo intuitivo graba cada imagen de lo que existió en el cuerpo físico, en él se puede observar lo que no está resuelto a nivel emocional y físico y aparece como líneas oscuras y densas cuando hay mucho por resolver. En cambio, es luminoso y ligero cuando estamos en situación de equilibrio, que es cuando se despierta la intuición e invade la sensación de serenidad.

El cuerpo celestial requiere de un estado espiritual, ocupa la sexta capa aural y forma la expresión de la presencia divina, que es una capa muy brillante pero menos definida que el cuerpo intuitivo.

El cuerpo causal contiene el resto de cuerpos sutiles y sirve de conexión entre ellos y el Yo. Alberga nuestra manifestación más perfecta, es eterno y nos acompaña siempre en nuestras vidas, evolucionando de manera paralela mientras el cuerpo se va haciendo más presente y luminoso. Es el depósito de nuestras causas, hechos y obras de nuestras vidas.

Los chakras

La palabra chakra signnifica "rueda". El cuerpo está formado por numerosas ruedas que recorren la parte central del cuerpo. Estas ruedas no se hallan en el plano físico, sino en el astral o espiritual.

Estos centros de energía equilibran el cuerpo y la mente distribuyendo el prana por el cuerpo a través de unos canales energéticos o nadis. Cuando los chakras son estimulados y se abren, transforman las frecuencias de energía llevando hacia la conciencia física las cualidades inherentes asociadas a cada una de ellas. Lo que se traduce en comportamientos diferentes, en variados estados de salud y niveles de conciencia.

Las funciones de los chakras

Los chakras son transmisores de energía, la intercambian la energía con el campo energético universal y unen el cuerpo físico al sutil, sus vórtices giratorios están en constante movimiento. Sus tres funciones principales son:

• Revitalizan cada cuerpo aural y con ello, el cuerpo físico.

• Provocan el desarrollo de distintos aspectos de la autoconciencia. Cada chakra está relacionado con una función psicológica específica.

• Transmiten la energía entre los niveles aurales. Cada capa aural tiene su propio juego de siete chakras mayores, esto es posible porque cada capa progresiva existe en octavas de frecuencia siempre crecientes. Los chakras parecen estar alojados unos dentro de otros, y la energía se transmite de una capa a la siguiente por medio de pasajes situados en las puntas de los chakras, la mayoría de las personas tienen sellados estos pasajes, que se abren como resultado de un trabajo de purificación.

El cuerpo sutil es recorrido por un canal central de energía que conecta todos los chakras, desde el primero hasta el séptimo o chakra de la coronilla. Este canal recibe el nombre de "sushumna" y corresponde aproximadamente a la columna vertebral del cuerpo físico. Paralelo a él discurre un canal de energía femenina, de carácter receptivo, llamado "ida".

En el trabajo con cristales se opera directamente sobre estos canales masculino y femenino. Al incidir en ellos, se trabaja de manera indirecta en la totalidad de los cuerpos físico, mental y emocional.

La mayor parte de los problemas y enfermedades del organismo son el resultado de algún bloqueo o desequilibrio de los chakras y del flujo de energía. Cuanto más familiarizado se está con los chakras, mejores son las condiciones para estimularlos o abrirlos en el trabajo con los cristales, llevando sus cualidades hacia el cuerpo de la persona.

Los siete chakras mayores

- **Primer chakra (Muladhara):** Asociado a la tierra y al color rojo, se trata del primero de los centros energéticos y se relaciona con la seguridad y la supervivencia. Se ubica en la base de la columna vertebral y proporciona la energía que nos da la capacidad de satisfacer nuestras necesidades básicas. Es la energía principal sobre la que se desarrollan los otros chakras, por lo que su buen funcionamiento es determinante para nuestro desarrollo espiritual y el resto de dimensiones que nos conforman. Es el chakra más cercano a nuestra naturaleza más básica y tribal y el más alejado de nuestro ser trascendente. El color rojo que lo identifica corresponde a la energía más primitiva, la que subyace en el interior de la Tierra.

- **Segundo chakra (Svadhisthana):** Asociado al color naranja, se relaciona con el placer, la sensibilidad y el movimiento. Su elemento es el agua y por ello nos permite fluir y adaptarnos a los cambios. Se relaciona con los órganos reproductivos, los riñones y la vejiga. Nos proporciona una conexión saludable con nuestras emociones y por tanto nos permite abrirnos a la vida y disfrutar de las experiencias sensoriales. Su vibración está relacionada con la fuerza creativa, con el despertar de los sentidos, con la capacidad del goce. Es un chakra que nos permite fluir con la vida, aceptar los cambios sin apegarnos y aceptar cada instante como un regalo.

- **Tercer chakra (Manipura):** Asociado al color amarillo, se ubica al plexo solar y se relaciona con el poder, la voluntad y la alegría. Su elemento es el fuego y se ocupa de la capacidad de acción y autoafirmación en el mundo. Regula el funcionamiento del hígado, limpia por tanto la sangre, analiza los nutrientes de los alimentos y, por tanto, purifica nuestras experiencias y nuestras energías. Es fundamental en la materialización de nuestras facultades espirituales y representa la voluntad y la individualidad, la sabiduría para ser espontáneos y flexibles. Nos permite lograr y concretar, tener un sentido de individualidad, alcanzar una abundancia material y espiritual pues nos ayuda a actuar en el mundo. Es en este chakra donde se asocian las experiencias y expresiones personales, una relación con el entorno en el que hay un movimiento constante. En el plexo solar sentimos las vibraciones de las otras personas y donde se da un cierre energético cuando hay alguna disonancia.

- **Cuatro chakra (Anahata):** También conocido como el chakra del corazón, representa el equilibrio, la unión, la sanación y el amor. Es el punto de conexión entre el mundo físico, al que pertenecen los tres primeros chakras, y la dimensión espiritual, al que están ligados los siguientes. Su sentido es el tacto, su elemento el aire, gobierna las vías respiratorias. Se localiza en el pecho, es de color verde y revitaliza con la fuerza del amor. En este chakra radica la alegría y la capacidad de sanar. Nos reconecta con la naturaleza, otorga tranquilidad y capacidad de regeneración. Como el aire, es liviano, sutil, elevado, y llena todos los espacios a los que tiene acceso. Es de naturaleza femenina, es expansivo, sabio, generoso y universal.

- **Quinto chakra (Vishuddha):** Se relaciona con la comunicación, el sonido y la creatividad. Su vibración es el azul turquesa y su elemento es el éter. Se ubica en la garganta y se relaciona con el cuello, la garganta, la mandíbula y los dientes. Es el centro energético de la creatividad y la comunicación y se activa con el canto y con la expresión. También suele asociarse con el sonido, con el poder de la palabra para activar la conciencia y con el poder sanador de las vibraciones. Es el primero de los chakras superiores y su voz significa "purificación".

- **Sexto chakra (Ajna):** De color índigo, su elemento es la luz. Se localiza en el "tercer ojo", justo entre los dos ojos. Es el contacto con los otros niveles de conciencia, por tanto se relaciona con la visualización, la imaginación y la clarividencia. Su energía se conecta con la vista, la cabeza y las cualidades mentales. Su fuerza es la intuición, la capacidad para conectar con el espíritu y la sabiduría universal. En su forma más elevada de energía, nos conduce a desprendernos de nuestro ego y a retornar a la conciencia pura. Representa el poder de la mente, de las capacidades mentales y cognitivas. Implica la despersonalización y la disciplina holística para honrar todos los aspectos de nuestro ser.

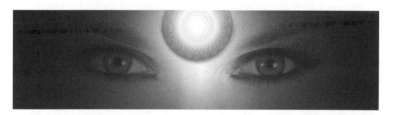

- **Séptimo chakra (Sahasrara):** Es la conciencia pura, el centro de la trascendencia, el pensamiento y entendimiento. Asociado al color violeta, se ubica en la coronilla craneal y representa la espiritualidad. Su elemento es el pensamiento, contiene el poder de la mente, y nos relaciona con la inteligencia cósmica. Nos da claridad y sentido en la vida. Es una síntesis de los demás chakras. Si sucede un desarrollo armonioso de cada uno de los aspectos de nuestro ser, podemos entrar en contacto con nuestro ser trascendente.

Chakras abiertos

Mediante este ejercicio podrá comprobar si sus chakras se hallan abiertos:

1. Siéntese tranquilamente de tal forma que se halle al rededor de un metro y medio o dos de distancia frente a una pared vacía. Trate de crear una burbuja imaginaria a su alrededor.

2. Imagine que en el lugar de cada uno de sus chakras hay una luz. Cada una de estas luces puede tener un color diferente, o pueden ser todas del mismo color.

3. De arriba hacia abajo, encienda todas sus luces y apunte sus rayos hacia la pared frente a usted, siendo consciente de la fuerza de cada luz, notando cuáles alcanzan la pared y cuáles no.

4. Imagine que en la habitación hay una luz increíble. Puede ser blanca, azul, oro o plata.

5. A medida que empiece a ver y sentir la luz, notará que está rodeando su burbuja, atravesando sus límites y comenzando a llenarla. Cuando la burbuja esté llena de luz, comenzará a entrar en los chakras.

6. Tome conciencia de los chakras en los que puede entrar bien y en cuáles tiene algún tipo de dificultad para entrar. Trate de inhalar y dirigir la luz más y más profundamente hacia los chakras en los que la luz no ha podido penetrar del todo.

7. Cuando haya inhalado suficiente luz para equilibrar los chakras, descanse en la luz por unos cuantos minutos antes de disolver la burbuja y regresar a un estado normal de conciencia.

La energía kundalini

La energía kundalini viene simbolizada la mayor de las ocasiones por una serpiente o por un dragón que duerme enroscado en el primero de los chakras. Esta energía sube verticalmente por el fluido espinal a través de la columna, atravesando todos los chakras, alimentando el cerebro y modulando su actividad. Es una energía evolutiva que condiciona los estados de conciencia.

Diferentes técnicas, como el tantra o el kundalini yoga sirven para lograr la apertura de los chakras y hacer que la energía circule libremente, atravesando los tres nudos principales: el de Brahman, el de Vishnu en el chakra del corazón y el de Shiva, en el entrecejo. Cuando la conciencia penetra en el primer nudo, se empiezan a soltar los apegos a todas las sensaciones, los nombres y las formas de las cosas. Se establece así una nueva relación con los sentidos y las sensaciones que se perciben a través de ellos.

La energía kundalini suele comenzar a manifestarse en el trabajo con cristales activando cada chakra. Cuando los chakras se abren, sus atributos pueden utilizarse en el trabajo con cristales. Cuando despierta, se enrolla en espiral hacia arriba, perforando y activando cada chakra, saliendo luego por el centro de la coronilla, en la parte superior de la cabeza. Cuando esto sucede, la persona confluye hacia un océano de conciencia pura y serena.

El proceso de ascenso de la kundalini se puede experimentar de muchas maneras. Puede sentirse como calor o como fuego líquido, puede sentirse como presión o como tensión, también puede producir cansancio.

La energía kundalini puede otorgarle ciertos poderes como son: la clarividencia, las aptitudes de curación física, la proyección astral, la liberación de la enfermedad, la capacidad para comunicar la verdad y enviar energía hacia los demás, etc. Esto se debe a que la kundalini revitaliza ciertos centros más fuertemente que otros a fin de permitirle ayudar a los demás. Cuando una persona revela un cierto interés por el trabajo con cristales significa que ya de por sí está despertando la kundalini.

El propósito final de despertar la kundalini es ser capaz de vivir en un estado de conciencia superior. La aparición de poderes sirve como signo indicador de una conciencia creciente y del despertar de la energía.

En el despertar de la kundalini, el cuerpo debe estar sano, con un sistema nervioso y glandular fuertes. Debe desarrollarse de tal modo a fin de que su centro se fije con firmeza en el yo superior y desarrolle una voluntad para guiar esa energía y mantenerla centrada en sus centros superiores.

Ahora bien, si se despierta la kundalini de manera precipitada y sin la preparación adecuada, puede producir un dolor intenso e incluso lesiones físicas que den paso a un bloqueo emocional o mental. No en vano, despertar la kundalini significa intensificar todos los rasgos del carácter. Al despertarla prematuramente, se intensificarán cualidades como el orgullo y la codicia, en lugar de cualidades superiores que podrían despertar. Por eso es importante prepararse para el despertar de la energía kundalini en el momento adecuado, siguiendo su propia evolución.

El trabajo con cristales le ayudará a desarrollar su yo superior, llegando a estar en sintonía con su propia voz interior.

Las piedras chakras

Las piedras chakras activan o amplifican la energía de los chakras de la siguiente manera. Las piedras o los cristales tienen una frecuencia natural de curación que puede ser activada para contribuir al movimiento o al equilibrio de energía alrededor de ellas. Cada piedra corresponde o vibra en un determinado chakra específico:

- **Piedras chakras raíz:**
  coral rojo, rubí, ojo de tigre, hematita, ágata, turmalina negra.

- **Piedras chakras sacro:**
  cuarzo citrino, cornalina, piedra de la Luna, coral

- **Piedras chakras plexo solar:**
  malaquita, calcita, citrino, topacio

- **Piedras chakras del corazón:**
  cuarzo rosa, jade, calcita verde, turmalina verde

- **Piedras chakras garganta:**
  lapislázuli, turquesa, aguamarina

- **Piedras chakras tercer ojo:**
  amatista, fluorita púrpura, negro obsidiana

- **Piedras chakras corona:**
  selenita, cuarzo claro, amatistas, diamantes

Se puede utilizar la intuición para activar un cristal y su poder curativo. Esta energía entra en vibración con el chakra que está actuando.

Hay que tener en cuenta que cada chakra puede tener varias piedras y es preciso determinar cuál funciona mejor para cada persona y en qué circunstancias determinadas.

Las piedras se pueden emplear de muchas maneras. Una vez elegida la adecuada, se ha de colocar cerca del chakra en el cuerpo en una posición tumbada. Céntrese entonces en la activación de la piedra, bien sea relajándose o bien mediante la meditación, de manera que se puedan armonizar ambas frecuencias.

No hay que olvidar limpiar o recargar las piedras antes y después de usarlas.

Empiece por colocar las piedras en el chakra raíz y siga hacia arriba para ayudar y dirigir el flujo de energía. Si la energía precisa ser introducida desde arriba hacia la corona, todas las piedras deben apuntar hacia arriba. Los puntos donde deben colocarse las piedras son:

- **Parte superior de la cabeza** – chakra de la corona
- **Frente** – chakra del tercer ojo
- **Garganta** – chakra de la garganta
- **Corazón** – chakra del corazón
- **Ombligo** – chakra del plexo solar
- **Zona pélvica** – chakra sacro
- **Ingle o pies** – chakra raíz

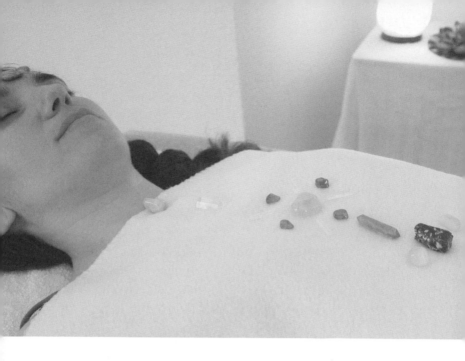

Las sesiones terapéuticas

Una sesión de sanación con cristales consiste en cuatro partes: el establecimiento del motivo de la consulta, la disposición de los cristales, la definición de un plan de acción y el cierre de la sesión. Es muy importante tomar conocimiento del rol que debe tomar el paciente, ya que la técnica de sanación precisa que tome un rol activo y en cada sesión vaya recuperando su poder personal, sin depositar en el terapeuta su propia mejoría. No ha de ser el terapeuta quien sane al paciente, sino él mismo quien se sane. La función del terapeuta ha de limitarse a ofrecer las herramientas de que dispone para que el paciente repare su propia vida. En definitiva, el paciente sana porque ha podido reencontrarse consigo mismo y ha recuperado su propia energía vital con la asistencia del terapeuta.

Un ambiente cálido, un aroma agradable y una música suave están esperando al consultante. El entorno es cuidado y protegido. Todo está dispuesto para la relajación y la entrega. Se efectúa una limpieza del campo áurico previo a tenderse sobre la colchoneta.

Por medio de la respiración, los colores y la visualización, se va induciendo al consultante a entrar en un estado de profunda de relajación.

En la armonización de utilizan aproximadamente 20 cristales diferentes. Cada uno vibra de una forma específica en resonancia con cada uno de los chakras; esta resonancia facilita el movimiento de caudales de información energética que está dormida en nuestro cuerpo.

El terapeuta observa los bloqueos en cada uno de los centros de energía. Utilizando su propia energía, procede a destrabar y alinear cada chakra.

Para completar la armonización, el consultante deberá permanecer entre 20 y 30 minutos con los cristales sobre el cuerpo. Se consigue una relajación y una paz interior, equivalente a un estado profundo de meditación.

En la sanación se utilizan más de 30 cristales diferentes. Se los coloca formando mandalas sobre los chakras más afectados. Una vez desbloqueados y alineados los chakras, se inicia un trabajo de internalización para que el paciente pueda abrirse a percibir sensaciones y emociones.

De esta forma va entrando en un estado profundo de conciencia y lentamente empieza a compartir la vivencia que está experimentando. Pueden aparecer imágenes o situaciones actuales, del pasado o de vidas anteriores.

¿En qué nos puede ayudar una sesión con cristales?

- Desbloquear energéticamente los niveles físico, emocional, mental y espiritual.

- Cancelar la memoria celular de situaciones y emociones conflictivas.

- Establecer un vínculo con nuestro Ser Superior.

- Mejorar la capacidad de nuestro cuerpo para absorber prana (energía vital).

- Relajar cuerpo, mente y espíritu.

- Acompañar energéticamente tratamientos médicos.

- Limpiar y proteger nuestro campo energético (aura) de energías nocivas.

- Armonizar los chakras.

- Estimular las energías autocurativas.

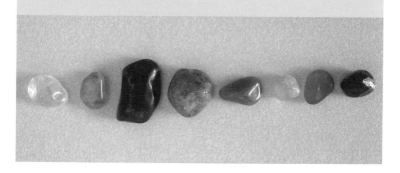

4. Meditación, visualización

Cada vez que la persona piensa, imagina o visualiza, determina una vibración de su cuerpo mental. Esto produce ondas o vibraciones que reciben el nombre de pensamiento y, más importante, también produce formas de pensamiento.

Los cristales irradian constantemente una fuerza vital positiva. Cuando se coloca un cristal en una habitación, esta puede cargarse favorablemente y conectar de manera positiva con quienes utilizan la habitación, porque las vibraciones irradiadas tienden hacia el equilibrio y la armonía de manera incesante.

Esto es importante porque existe una relación directa entre la salud del cuerpo y la de la psique. Ningún organismo humano puede disfrutar de una condición saludable si la mente se ve azotada por tempestades emocionales. Cuando se halla en equilibrio, el cuerpo físico es saludable o, en todo caso, puede superar más fácilmente las enfermedades. Los cristales son una magnífica ayuda para disfrutar de una sensación general de bienestar.

Un cristal en una habitación puede actuar como ionizador a nivel profundo, purificando el ambiente con su energía positiva. Sus vibraciones positivas equilibran las negativas si están cargados con luz natural. En un entorno familiar, un cristal cargado positivamente evita las discusiones, preserva la armonía y facilita la admisión de los argumentos opuestos.

El cristal modifica la energía existente al focalizarla, ampliarla y dirigirla. En el extremo del cristal se aprecia el punto de máxima emisión de energía, de modo que, cuando se menciona la orientación de algún cristal, se está señalando el lugar hacia donde debe apuntar el extremo. Es recomendable apuntarlo siempre hacia el centro de una habitación para que su irradiación sea más eficaz. Se pueden dejar cristales en cada ángulo de una habitación, con sus extremos dirigidos hacia el centro, o bien siguiendo la orientación de las manecillas del reloj, para obtener su máxima eficacia.

Pero para curar una enfermedad, superar una depresión, romper un bloqueo afectivo o imponer un cambio radical a la propia vida, se requiere algo más que las vibraciones positivas en una habitación. Se requiere un uso activo para el cual los cristales deben ser preparados y programados.

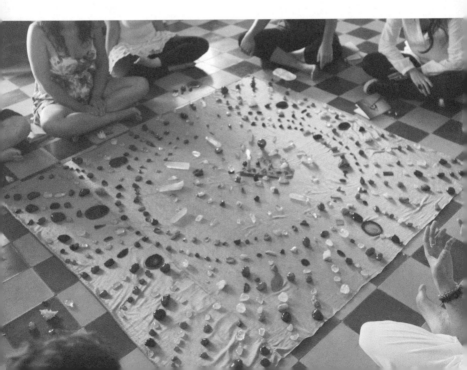

Familiarizarse con el cristal

Es importante que, al tomar contacto con el cristal, se observe detenidamente. Ver cuántas facetas tiene, si sus extremos son iguales o no, qué se ve en su interior, qué sucede cuando se expone a la luz, qué se ve en la oscuridad.

La mano que recibe un cristal es la izquierda, que es la eléctricamente negativa para los diestros. La mano derecha, con carga eléctrica positiva, es la de dar. En los zurdos suele suceder la situación inversa.

Si la persona que va a iniciar la experiencia es diestra, debe colocar el cristal en la palma de la mano izquierda. Respirar, concentrarse en el cristal y tratar de percibir sus vibraciones en forma de hormigueo o similar. En este sentido, cuando una persona necesite incrementar su energía, esclarecer su pensamiento, luchar a favor de sus ambiciones buscar guía o orientación o profundizar en su interior, tendrá que tener el cristal en la mano izquierda, mientras que lo debe sostener con la derecha cuando desee convertir sus deseos en acciones, mejorar sus relaciones con los demás o hacer planes de futuro.

Antes de ponerse a trabajar con cristales hay que reconocer el ambiente más adecuado, determinar la habitación más íntima y confortable, aquel lugar donde no llegan ruidos molestos ni visitas inoportunas. Conviene abrir puertas y ventanas previamente para airear la habitación y encender una barrita de incienso que la dote de un aroma agradable y predisponga a la curación energética. De esta manera, las vibraciones negativas se neutralizan y el aire se renueva y purifica.

Así, desarrollamos la sensibilidad necesaria y disponemos de la información precisa sobre nosotros mismos y nuestro poder para entrenar la mente en aquellas facetas que más nos interesan. El cristal se convierte así en un espejo que refleja la luz que comienza a surgir en lo más profundo de nuestro yo. Y aprendemos a tener un mayor autocontrol, más paz interior, un contacto más profundo con nuestras íntimas verdades y una visión más rica y variada del Universo. La energía de los cristales sólo puede ser captada por personas que tengan la suficiente sensibilidad.

Los cristales en la meditación

Los cristales irradian su energía positiva en cualquier lugar, pero esta emisión pasiva tiene sus límites. Cuando se trata de curar una afección física o psíquica no bastan los beneficios de su influencia, es necesario tomar parte activa de su experiencia.

La energía que aporta el cristal sirve para ampliar, intensifica y focalizar la propia energía. Y es a través de la meditación que puede canalizarse hacia la solución de los problemas.

Gracias a la meditación uno puede desconectarse de todo, dejar de lado los problemas, superar la ansiedad y olvidarse de las preocupaciones. Llegar a ello es una cuestión de técnica personal, donde no caben los despistes. Hay personas que consiguen llegar a un estado de meditación en cuatro o cinco sesiones, otras personas precisan más tiempo. No es extraño que, para concentrarse, la gente se quede dormida, aprovechando un estado de relajación y serenidad.

Es necesario un esfuerzo de voluntad para superar cualquier escollo y alcanzar el estado de concentración deseado.

Una vez se consigue controlar el pensamiento, se abren las puertas a un mundo de posibilidades y estimulantes experiencias. La meditación es una de las mejores técnicas que se conocen para alcanzar un estado de equilibrio general.

Ejercicio para meditar con cristales de cuarzo

- Siéntese en una silla con respaldo recto y apoye los pies en el suelo de manera paralela. Sostenga en cada mano un cristal de cuarzo con los extremos apuntando hacia fuera, no hacia el propio cuerpo.

- Cierre los ojos, relájese, normalice su respiración y trate de concentrarse.

- Concéntrese en el cristal que sostiene en la mano derecha e imagine que este irradia una luz que penetra en su piel y le inunda por completo.

- Piense en la luz que llega hasta su pecho y baña cada una de las cavidades de su organismo.

- Combine esa sensación de purificación de la corriente energética del cristal con su respiración profunda. Cada vez que aspira aire puro está contribuyendo a difundir la luz del cuarzo por el interior de su pecho, desalojando los contenidos negativos que saldrán de su cuerpo con cada exhalación.

Cuanto más profunda sea la compenetración entre el cristal y el individuo, mayores serán los beneficios que se obtengan. Las experiencias de meditación suelen impulsar a la mente a dirigirse hacia el cristal, a profundizar en él, a penetrar en él, ya que la intensidad con que la mente se funde en la estructura del cristal constituye el puente por el que las vibraciones cristalinas llegan hasta el individuo.

La visualización

Una visualización es una representación de una serie de pensamientos interconectados. Cuanto más grande o compleja sea la imagen, más pensamientos se requieren. Pero hace falta concentración y una mente despejada para mantener unidos los diversos aspectos de una imagen, con objeto de crear finalmente su visión completa.

La visualización genera una forma de pensamiento real que corresponde a lo que la persona puede ver en su imaginación. También genera ondas de pensamiento. La cualidad y la fuerza de su visión determinan la naturaleza exacta de las ondas y la forma de pensamiento.

Son necesarias dos aptitudes para visualizar correctamente. La primera es mantener la mente despejada y despierta. La segunda es la aptitud para utilizar el pensamiento con el propósito de generar las imágenes que se miran internamente.

Los métodos para proyectar un pensamiento o una visualización son los mismos que se emplean para proyectar una emoción. Es preciso una voluntad decidida, una respiración controlada y los cristales.

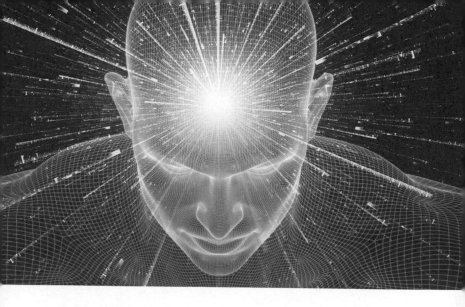

Al utilizar la voluntad para proyectar el pensamiento o imagen a través de un cristal se amplía la vibración original. Esta será más fuerte, por lo que afectará más intensamente al receptor. El conocimiento del mecanismo exacto que se halla detrás de una transferencia de pensamiento y de una proyección de visualización sugerirá muchos otros usos para el cristal.

Cuando se abordan pensamientos o emociones el cuerpo vibra en armonía con ellos, por lo que se hace necesario pensarlo previamente antes de proyectarlo.

Al generar determinadas ondas de pensamiento también se generan determinados estados mentales. Son pensamientos o emociones que sólo pueden afectarle durante un cierto tiempo. La duración de los efectos dependerá de la intensidad de la concentración. Si estuvo realmente concentrado en el trabajo con cristales, se producirá una comunicación real con el cuerpo astral, con el que estuvo en contacto durante el proceso. Y cuando la comunicación es realmente fuerte, puede llegar a la conciencia.

Ejercicio de visualización

- En un ambiente propicio, sin luces estridentes ni molestos ruidos, relaje el cuerpo, cierre los ojos, normalice la respiración y trate de concentrarse.

- Cuando ya esté centrado, abra sus ojos, diríjalos hacia el cristal y obsérvelo durante un minuto.

- Cierre los ojos y reproduzca en su mente el cristal, con todas las variaciones de su colorido. Reconstruya en su pensamiento la imagen.

- Abra nuevamente los ojos y vuelva a concentrarse en el cristal. Cierre los ojos e intente rescatar la imagen de la memoria.

- Concentre su mirada en el cristal, cierre de nuevo los ojos y reconstrúyalo de nuevo en su mente y piense en toda la información que tiene de él.

La visualización es una técnica que permite resolver problemas íntimos, comprender mejor los propios conflictos y proyectarse más allá de las propias dimensiones con el fin de captar las vibraciones del Universo. Los pensamientos son entidades con límites precisos, por lo que, cuando se visualiza una idea repetidas veces y con auténtica concentración, se puede percibir la textura de la materia con la mente.

La visualización no sólo permite ver con los ojos de la mente sino que aporta interesantes y enriquecedores descubrimientos acerca de aquello que se está visualizando. Y, cuando se visualiza una parte de uno mismo, el conocimiento personal se acrecienta.

Dos tipos de visualizaciones

Hay dos tipos de visualizaciones, la pasiva y la activa. En el primer caso, resulta estimulante concentrarse y visualizar sin un objetivo fijo, dejando que la mente fluya sin control. El análisis de estas imágenes no sólo servirán para eliminar las vibraciones negativas sino que será posible captar las claves que impiden la resolución de cualquier problema.

En la visualización activa se busca que la mente forje las imágenes de lo que nos gustaría ser o tener para que la vida sea más dichosa. Al observar cada imagen con detenimiento y fijarla en la mente, se potencia la visualización positiva que, canalizada adecuadamente, ayudará a luchar con más fuerza para obtener lo que se desea.

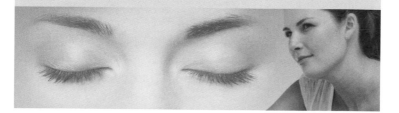

La receptividad de los cristales

Hay cuestiones que no suelen formularse cuando se trata de comprender la naturaleza de los pensamientos y de la intención con la que se emplean.

La mejor protección contra cualquier onda o forma de pensamiento no deseada es desarrollar las cualidades de paz, amor y satisfacción. Esta protección natural sustenta a la verdad. Pero si aún así se sigue siendo vulnerable a cualquier proyección de pensamiento no deseada, existen otras maneras de protegerse. El método más obvio de protección consiste en evitar esos entornos en los que es probable recibir las formas de pensamiento que se desean eludir.

Trate de actuar siempre con sensibilidad y utilice colores, sonidos, cristales, cuadros, plantas, etc. De esta manera puede desarrollar un escudo psíquico o sutil. Este escudo se construye en los planos sutiles y le puede proteger de todo pensamiento o emoción no deseada. Cuanto mayor sea el grado de concentración y la fuerza de voluntad de las personas, mayor será su resistencia. Por tanto, en el trabajo de proyección del pensamiento con cristales, así como en la proyección emocional. Es importante preparar a la persona para su recepción.

En general, toda proyección de pensamiento que emplee una persona en su trabajo con cristales, encontrará cierto grado de resonancia armoniosa con el receptor. De todos modos, hay que señalar que un estado mental neutral en el receptor no será nunca tan propicio para el éxito de una proyección de pensamiento como un estado mental abierto y receptivo.

Cómo crear un escudo sutil o psíquico

- Sentado, con la columna vertebral lo más recta posible, sostenga un cristal de cuarzo en cada mano. Cierre los ojos y concéntrese en el tercer ojo.

- Visualice una luz brillante que rodea su cuerpo y se extiende desde él hacia fuera en todas direcciones.

- Visualice cualquier influencia negativa que puede acarrearle problemas y manténgala fuera de los límites de la luz brillante.

- Trate de mantenerse sereno, en paz e inalterable. Si se mueve en alguna dirección el escudo de luz le acompaña.

- Cuando ya no sienta la necesidad del escudo, haga que la esfera de luz que le rodea desaparezca de la misma manera que se formó.

La canalización

La canalización tiene por objetivo hacer descender la información desde los planos más sutiles hasta el plano físico con el objetivo de hacer llegar la información.

El proceso para convertirse en un canal de información consiste en centrarse, conectarse con la Tierra y servir como instrumento para acceder a un conocimiento o sabiduría superior.

Sea consciente de la vibración de su cuerpo, concéntrese en ella, y siéntala como una percepción interna, como estremecimiento o calor. Cuando sienta esos cambios físicos o percepciones internas, estará preparado para comenzar.

Primero debe concentrarse en el tema o asunto sobre el que desea recibir la información, después trate de conectarse con la tierra, a fin de permanecer siempre consciente con el cuerpo. Lo siguiente a recordar es mantenerse libre de cualquier motivación y atadura personal con la información que se canalice a través de usted. Como en todo trabajo metafísico y con cristales, las motivaciones personales contaminan la pureza del mensaje o lo detienen por completo.

Un modo efectivo para medir la profundidad de las motivaciones o ataduras personales es observar si la atención de los demás se centra en la persona que emite o bien en su mensaje.

Cuando una persona está canalizando tiene la virtud de poder escuchar su voz interior o la fuente de verdad que hay dentro de sí. Algunas personas oirán voces o sonidos, otras verán palabras escritas delante suyo. Aunque la mayoría reciben impresiones o sensaciones sutiles que no tienen ninguna forma o configuración personal. En ocasiones los sentimientos acompañan estas impresiones y revelan más información. Permanezca en actitud receptiva con la mente despejada y comunique sus impresiones más sutiles.

La mayoría de personas que canalizan tienen la sensación de que la información o las impresiones fluyen a través de uno. Sucede que siempre que se canaliza y resuena en su interior como una verdad, se entiende que lo que se dice es cierto. Por ello la imaginación se desarrolla siempre sobre una verdad del plano sutil.

Para iniciar el proceso de canalización es importante limpiar cualquier tipo de distracción sobre aquello que rodea lo que se desea canalizar. El entorno debe ser armonioso, seguro, un lugar en el que no caben las interferencias. Emplee varitas de incienso, de sándalo, de salvia o de cedro para purificar el ambiente.

Cómo liberarse de un problema con los cristales

- Siéntese en un lugar tranquilo, y tenga en su mano un cristal de cuarzo. Emplee un cristal transparente, aunque si se siente ligeramente exaltado use un cristal ahumado. En ningún caso emplee un cristal opaco.

- Céntrese y conéctese con la tierra. Sostenga con ambas manos el cristal delante de usted mientras lo contempla.

- Piense en el problema que le atañe; el cristal absorberá las vibraciones asociadas.

- Limpie el cristal de vibraciones. Imagínelas entrando la tierra, donde serán absorbidas. Sienta la intensificación correspondiente con sus propias vibraciones.

- Proceda a limpiarse y haga lo mismo con el espacio exterior.

5. Características de los minerales más utilizados

Los cristales siempre tienden hacia el equilibrio perfecto. Sus moléculas, átomos o iones no pueden moverse libremente de forma caótica, como sucede con los gases o los líquidos, sino que tienden a establecer un equilibrio vibrando alrededor de posiciones fijas, distribuidas ordenadamente en las tres direcciones del espacio. El impulso natural del cristal es el de armonizar aquello hacia lo que irradia sus vibraciones. Y aquí radica su beneficioso poder

Los diamantes, las turquesas, los zafiros, los granates, los minerales cristalizados todos, poseen una energía que se irradia a través de las vibraciones. Veamos pues, cuáles son las características principales de cada una de ellas.

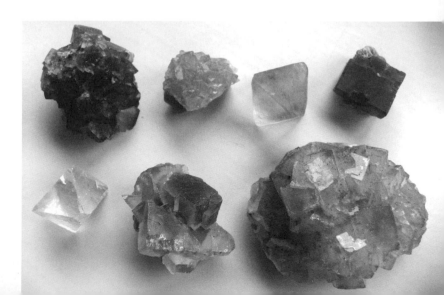

Ágata

Pertenece a la familia de los cuarzos. En general se considera que las ágatas son afines a los signos zodiacales de Aries, Leo, Virgo y Capricornio, y se hallan bajo los influjos de los planetas Neptuno, Urano y Plutón. Compuesta por millones de partículas cristalinas, pueden dividirse en unas pocas grandes familias:

- **Ágata azul:** De azul profundo y a veces con estrías blancas, la intensidad de su poder energético está relacionada con su pureza y su profundidad.

- **Ágata musgosa:** Puede ser gris, translúcida o verdosa, su capacidad vibratoria es escasa y se la considera neutral y benefactora de todos aquellos trabajos relacionados con la agricultura o la tierra.

- **Ágata fuego:** Se halla vinculada al chakra corona y al chakra del tercer ojo. Su capacidad vibratoria es intensa y se considera que resulta menos eficaz en personas cuyos signos sean de agua.

- **Ágata cornalina:** De color rojo o anaranjado, posee propiedades electromagnéticas y un excepcional poder de irradiación de energía. Favorece la concentración, la exploración del pasado y la ampliación de la capacidad mental.

Aguamarina

Debe su nombre a su color. Se la ha identificado desde siempre con los marinos y con la capacidad de proteger a los viajeros que se trasladan por el aire o por el agua. Es una gema que se incluye siempre como regalo de fidelidad o amistad. Se la considera beneficiosa para proporcionar calma, transmitir serenidad y facilitar el diálogo. Se la vincula con la capacidad de comunicación. Sus vibraciones son similares a las de la turquesa, y ambas favorecen la capacidad para expresar aquello que siente el corazón.

Es afín a los signos Tauro, Libra y Piscis, y la rigen los planetas Venus y Neptuno. Para prepararla se recomienda cargarla durante 15 horas sobre un plato de cobre y exponerla a la luz color.

Amatista

La amatista resulta excelente para el trabajo de meditación, porque refleja el rayo púrpura, uno de los colores básicos del tercer ojo. Favorece la comprensión y la persuasión, así como la captación profunda y gradual de los problemas que causan desasosiego. Se la asocia a la humildad y allana el camino hacia la visión objetiva de sí mismo, alentando hacia la búsqueda de la verdad interior.

Es también portadora de la buena suerte, aunque su uso prolongado puede revertir la situación. Tiene la virtud de introducir a las personas en el terreno de la sabiduría y de la comprensión del yo, siendo utilizada a menudo por personas que han sido abandonadas por la persona querida con el fin de sobreponerse a la situación. A través de una experiencia profunda, otorga la posibilidad de comunicar con el yo más interior y así revelar experiencias insospechadas. Se recomienda en casos de estrés o de fatiga, ya que saca fuerzas de cualquier lugar y aporta calma y equilibrio.

Los colores de la amatista van desde el púrpura hasta el azul celeste y antiguamente gozó de gran prestigio entre los reyes y mandatarios.

Afín a los signos de Aries, Sagitario y Capricornio, viene regida por los planetas de Júpiter, Urano y Plutón. Tiene vínculos con el chakra corona, el tercer ojo y el chakra del sacro.

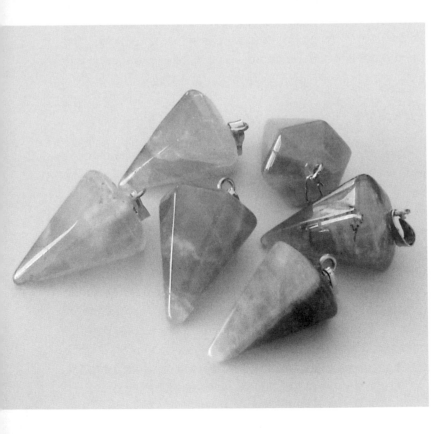

Ámbar

No es una gema, sino el resultado del proceso de petrifica-
ción de la resina de los árboles durante cientos de años. De
tal manera que, en su interior, pueden encontrarse insectos,
semillas o pétalos de flores.

Esta resina fósil, de color amarillo, arde fácilmente dando
un aroma agradable.

Se considera que es aliada de la buena suerte por su capacidad estabilizadora, por lo que en un proceso de meditación se considera muy útil para evitar perturbaciones negativas. Ayuda a revitalizar las funciones de los órganos internos
y a superar procesos depresivos.

Se emplea en el chakra garganta, el plexo solar y el
chakra del sacro. Es afín a Saturno y Plutón y se le vincula a
Leo, Virgo y Capricornio.

Berilo

Es una variedad de la esmeralda. Del color del mar, se presenta en tonalidades transparentes, azules y amarillas.

Su capacidad energética es limitada, pero se cree que
posee una misteriosa vibración atávica favorable a los procesos de intuición. Resulta favorable para reanimar personas
deprimidas y en los procesos de mejora de la capacidad intelectual. No ejerce influencias en el cuerpo físico y se puede
utilizar indistintamente en todos los chakras.

Influido por Venus, se halla bajo el influjo de Júpiter y Mercurio, y es propicio a los signos de Cáncer y Acuario.

Cinabrio

Sus rojos brillantes estimulan el flujo sanguíneo, abren el camino de la pasión, otorgan coraje a los indecisos, impulsan la euforia e incentivan las emociones.

Se relaciona con lo que crece y expande, como la fogosa energía que contiene, llena de vitalidad y fuerza.

Afín a los signos de Escorpio, Aries y Leo, se halla bajo la influencia de Plutón.

Cuarzos

El sílice constituye uno de los minerales más comunes del planeta. En su forma no cristalina es la base de la arena. En su forma cristalina recibe el nombre de cuarzo.

Los cuarzos son cristales formados por dióxido de silicio que varía según su composición en cristalinos y en microcristalinos.

Es uno de los minerales más abundantes del planeta. La obsidiana, por ejemplo, que es roca volcánica, posee una tercera parte de cuarzo. El granito posee otras variedades de cuarzo.

Una de las características que más lo definen es su capacidad pizoeléctrica. Esto consiste en que, si una lámina de cuarzo es comprimida mecánicamente, se carga con electricidad positiva en un lado y negativa en otro, lo que determina una corriente eléctrica que pasa a través del cristal. Este descubrimiento ha sido aprovechado por la industria electrónica, informática, eléctrica, y en modernos sistemas de comunicación.

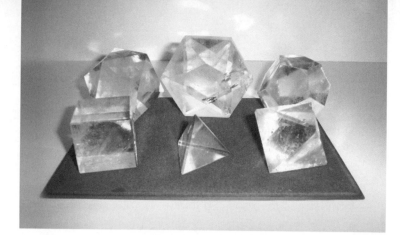

Entre los cuarzos más utilizados figuran:

- **Ágata:** De colores variados, en franjas o capas.

- **Amatista:** Violeta, lila, rosada, etc.

- **Aventurina:** De color verde, presenta colores brillantes por sus inclusiones de mica. Suele incluir hematita y otros minerales y se presenta en otras tonalidades como amarillo y azul. En meditación es una de las mejores piedras que existen y sus vibraciones resultan útiles para aliviar desdichas sentimentales, neutralizar las emociones e intentar recuperar el equilibrio perdido. La pureza de su tonalidad ayuda a penetrar en la profundidad de los problemas para verlos con claridad. Sus vibraciones proporcionan la fuerza necesaria para resolverlos. Posee la carga vibratoria más intensa de toda la familia de cuarzos. Se recomienda para situaciones de estrés y para todo tipo de irregularidades emocionales que precisen de alivio. Mercurio y Plutón son sus planetas y los signos zodiacales afines Leo y Escorpio.

- **Basanita:** De color negro, posee una dureza excepcional.

- **Cuarzo azul:** Difícil de hallar, suele encontrarse cerca de los depósitos de esmeraldas.

- **Cuarzo rosa:** Es muy corriente y puede hallarse en las formas más diversas. Su índice vibratorio es bajo y se suele emplear para las afecciones renales. Su verdadera eficacia radica en el campo de la meditación, donde resulta decisivo para obtener la paz interior. Sus tonalidades rosadas producen un efecto de relajación capaz de derribar prejuicios y defensas para que el yo más íntimo deje oír su voz y el corazón descanse del agobiante peso de vivir. Es muy eficaz en el chakra corona y el del plexo solar. Urano y Plutón son sus planetas, y Leo y Escorpio sus signos zodiacales afines.

- **Cuarzo ahumado:** Es una piedra opaca, de tonalidades profundas, con inclusiones de metales diversos en ocasiones. Su capacidad energética es de las más fuertes y sirve para enfatizar lo que ya existe, aunque carece de capacidad regeneradora. En meditación el cuarzo ahumado resulta beneficioso para dirigirse hacia un objetivo. Ayuda a desnivelar favorablemente la balanza en momentos de incertidumbre descargando su energía en apoyo de cualquier impulso positivo. Es inútil para la gente que se autocompadece o que siempre encuentra justificaciones en sus errores. El cuarzo ahumado disuelve las energías negativas y cura las enfermedades intestinales. Sus planetas son Saturno y Plutón.

- **Heliotropo:** Sus tonalidades verdes y rojas la han bautizado como "la piedra de la sangre". Purifica el líquido orgánico y los órganos del cuerpo. Su efecto desintoxicante facilita la capacidad respiratoria y activa la circulación. Tiene afinidad con el chakra corazón y el chakra bazo. Se halla bajo influencia de Saturno y Plutón.

- **Jaspe:** Es un cuarzo impuro, que puede ser rojo, amarillo, verde oscuro o gris. Su porosidad facilita la absorción de energía, que suele transmitir sin interferencias. El jaspe rojo se recomienda para las afecciones hepáticas, resultando especialmente eficaz en los tratamientos por meditación. Su capacidad energética es mínima, pero proporciona energía vital.

- **Ojo de águila:** De color amarillo dorado o bien azul grisáceo, tiene una gran capacidad para fracturar los rayos luminosos. En meditación posee un gran poder sobre el chakra corona, facilitando la ampliación de perspectivas en el análisis de los acontecimientos cotidianos. Es una piedra recomendable para emplear en los campos vibratorios negativos pues proporciona serenidad en la evaluación, paz interior y la capacidad para superar las dificultades.

- **Ojo de tigre:** La carga de vibraciones de este cuarzo es muy alta. Las tonalidades oscuras conectan con el chakra corona y proporcionan una gran determinación. Las tonalidades claras permiten ascender desde las profundidades hasta la realidad física en un proceso sin perturbaciones. Es una gema que se recomienda para las personas que quieren romper ataduras, ganar libertad interior o ampliar sus percepciones.

- **Ónix:** Es una variedad de una ágata de color negro con estrías blancas. Se trata de una piedra absorbente de baja vibración. Es afín a Géminis, Virgo y Piscis y recibe influencias de Neptuno, Plutón y Urano.

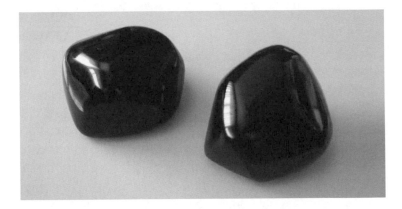

Diamante

Pese a que la mayoría tiene un ligero tono amarillento, también los hay de rosados, azules, rojos, rosados o verdes. Aunque los incoloros o claros como el agua suelen ser las piedras más apreciadas. También existen diamantes imperfectos, de colores grises o negruzcos denominados "diamantes negros".

Vinculado al chakra corona, es un excelente purificador y amplificador de la energía vital. Las gemas más claras poseen una capacidad de irradiación energética excepcional.

El diamante se halla siempre vinculado con el poder, la capacidad de iniciativa, y también la voluntad y la posibilidad de potenciar la propia energía. Es imprescindible en los procesos de búsqueda de la perfección y simboliza la perfección obtenida por una decantación de siglos.

En cualquier caso, sus cualidades son siempre benéficas siempre que se purifique con agua cristalina, subrayando su capacidad purificadora. El diamante es afín a todos los chakras y todos los signos zodiacales, pero en especial a los Leo, Sagitario, Capricornio y Acuario. Posee afinidad con el Sol, Venus y Saturno.

Esmeralda

Se trata de una gema destinada a los nativos de Tauro, Libra y Piscis. Afín a Saturno, Neptuno y Venus, es una variedad del berilo.

La esmeralda simboliza la abundancia y sus intensas vibraciones cumplen funciones de equilibrio y purificación. Facilita la adivinación y posee el don de neutralizar las energías negativas.

Sus tonos verdes resultan muy adecuados para los ejercicios de meditación, a la vez que dan serenidad, elevación espiritual y capacidad de esclarecimiento. Las variedades opacas son aconsejadas para el tratamiento de ciertas dolencias físicas. Como el diamante, posee la capacidad de irradiar su fuerza cualquiera que sea el estado en que se halle.

Es afín al chakra del tercer ojo, al chakra garganta y al plexo solar.

Fluorita

Es un mineral compuesto de calcio y flúor. Compacto y de colores brillantes, sus tonalidades van del amarillo limón al púrpura, pero también hay rosadas, verdes o incoloras.

Se considera la piedra del tercer ojo y posibilita acceder a los aspectos más elevados de la mente gracias a la intensidad de sus vibraciones. Es un estimulante de las capacidades psíquicas, permitiendo la comprensión e integración de las realidades que trascienden el cuerpo físico. Así, puede abrir las puertas de la captación mística más elevada.

Contribuye a los estados de paz interior y ofrece una luminosa perspectiva que discierne lo importante de lo superfluo.

Se usa para tratar las afecciones cerebrales e incluso en cuadros de neurosis graves y psicopatías, dada la conexión que producen sus ondas de frecuencia. La fluorita de tonos azulados se emplea para dar calma, tranquilidad, serenidad y paz interior. Los tonos púrpuras sirven para bucear en las profundidades del espíritu. La doradas favorece la capacidad de comprensión y el aprendizaje de la sabiduría. Las transparentes ayudan a la elevación y a la integración.

En general simbolizan el crecimiento constante y los procesos de elevación personal, más aún si se intensifican con el cobre y la plata.

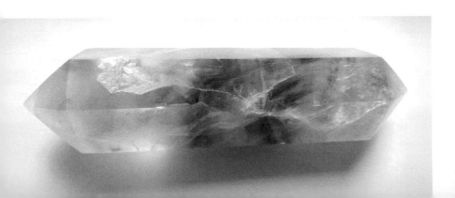

Granate

El granate se utiliza en cualquier chakra para estimular el centro de energía pero resulta especialmente eficaz en el chakra del sacro. Activa el apetito sexual, dinamiza la imaginación, fortalece el impulso social y fortalece la energía creativa.

En momentos de escasa inspiración o dispersión, el granate y la amatista activan las fuerzas intuitivas y dinamizan la capacidad de creación. Se tiene al granate como una fuente de rejuvenecimiento, regeneración y fortalecimiento. Se emplea para purificar la sangre, activar la circulación, combatir las anemias y tratar los problemas inmunológicos. El granate verde se recomienda para los problemas oculares.

Simboliza la lealtad, la devoción y el amor profundo, aunque su capacidad vibratoria sólo fluye después de ser tallado. Es afín con Marte y Plutón, y con los signos de Escorpio, Capricornio y Aries.

Lapislázuli

Símbolo del poder y la realeza, su aura purificadora sirve para desbloquear el funcionamiento de la mente y liberar las fuerzas intuitivas si se deposita sobre el chakra del tercer ojo. Además, identifica los impulsos negativos que impiden el ascenso hacia la conciencia del propio poder. Puede convertirse en un acceso sereno hacia la sabiduría y hacia el rescate de las propias ilusiones.

Se halla bajo la influencia de Venus y Urano: las fuerzas que desata pueden ser canalizadas para los procesos de estabilización psíquica. Sus vibraciones conectan con el sistema glandular. Es afín al chakra del bazo y a los signos de Tauro, Sagitario y Acuario.

Malaquita

Vinculada a todos los chakras y a todos los signos astrológicos, se ve beneficiada por la influencia de los planetas Urano y Plutón.

Es muy eficaz para el alivio de todo tipo de dolores y también para resolver problemas oculares, pues sus vibraciones estimulan el nervio óptico y amplían el campo visual. Es competente para equilibrar desarreglos emocionales y situaciones en crisis.

Resulta muy útil para dinamizar energías y acceder a procesos de purificación. Refleja hacia el nivel de lo consciente aquellos aspectos inconscientes que deben ser revisados. Es la piedra del equilibrio ya que ayuda a canalizar las propias energías con el fin de dirigirlas hacia su objetivo.

Gracias a su color verde, simboliza el espíritu de la vegetación, la belleza de lo natural. Tiene una extraordinaria facilidad para alcanzar la meditación.

Como balanza equilibradora entre los chakras, sirve por igual a todas las partes del cuerpo y ayuda a perfilar la propia identidad cuando se busca la serenidad necesaria para controlar las contradicciones personales.

Obsidiana

Relacionada con la vida y la supervivencia, la obsidiana atrae las fuerzas físicas para dirigirlas hacia el espíritu, magnificando sus capacidades inconscientes.

En meditación sirve para perfilar con nitidez qué es lo que debe cambiarse dentro del propio yo para ascender un peldaño más hacia la elevación espiritual. Su color negro representa lo oscuro y lo desconocido. Es símbolo, pues, de la claridad y el conocimiento pero también impulsa a la meditación. Su energía enseña a superar las inseguridades. Su fuerza transformadora resulta muy poderosa para la meditación, abriendo el tercer ojo al conocimiento de la verdad.

La obsidiana enseña el camino de la luz a través de la justicia y la ecuanimidad. A través de la sinceridad de sus vibraciones se revalorizan las cualidades del alma y se estabilizan las emociones.

Es muy eficaz para combatir las depresiones, enderezar los caminos erráticos a los que nos lleva la vida y nos recuerda constantemente que cada ser humano forma parte del Universo. Es afín al chakra del sacro y a los signos de Cáncer y Capricornio.

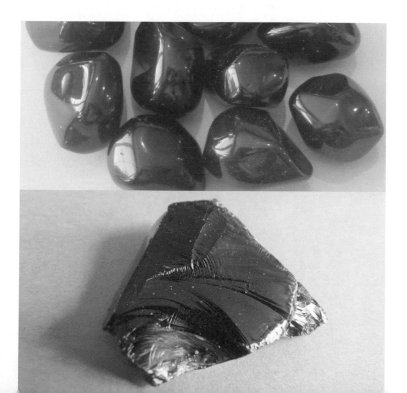

Ópalo

El ópalo disfruta de un fenómeno de reflexión de la luz que modifica su iridiscencia según el punto de observación. Tiene la influencia directa del Sol y Urano, y es afín a todos los chakras.

Se emplea para conseguir un cierto equilibrio emocional, puesto que su fuerza se concentra en el campo de las emociones, que puede ampliar en intensidad. Su poder se recomienda para los casos de atonía, melancolía, indiferencia, escepticismo o desánimo. Su caracterización depende de sus diferentes tonalidades.

- **Ópalo negro:** Afín a Acuario, Géminis y Libra, sirve de apertura al chakra corona.

- **Ópalo verde:** Vinculado a Acuario, Géminis y Capricornio, actúa sobre el chakra garganta.

- **Ópalo de fuego:** Escorpio y Aries son sus signos zodiacales y el chakra bazo su lugar de mayor repercusión.

- **Ópalo arlequinado:** Bajo los signos de Cáncer y Virgo, estimula el chakra corazón.

- **Ópalo azul o violeta:** Afín al plexo solar, Libra y Géminis son sus símbolos.

- **Ópalo opaco o lechoso:** Vinculado a los signos de Cáncer, Escorpio y Piscis, activa los chakras corazón y sacro.

Piedra lunar

Desde siempre se ha considerado que la energía de esta
piedra procedía de la Luna.
Se le asignan beneficios en el
plano físico, especialmente a
las mujeres, a las que ayuda
a normalizar el sistema endo-
crino y a estabilizar sus desarreglos menstruales. En los
hombres su influencia es a
nivel etérico.

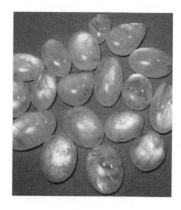

En la meditación se conecta con el sector de las emociones, a la vez que incrementa la intuición. La meditación en
personas emotivamente reprimidas permite a la piedra lunar
abrir las puertas y energizar el campo de las emociones. Los
que son prisioneros de las emociones y como consecuencia
de ello no consiguen alcanzar el equilibrio interior, pueden
encontrar a través de esta piedra aquello que tanto ansían.

La energía lunar conecta con el centro emotivo de manera
muy directa y actúa como protección cuando los impulsos
internos tienden a descontrolarse. Las personas que temen a
sus propios sentimientos pueden aprender a desechar estos
temores a través de la piedra lunar, que puede indicarles el
camino hacia la gloria de vivir.

Conecta con el plexo solar y el chakra sacral y está in-
fluido por Venus, Neptuno y Plutón, y por supuesto con la
Luna. Es favorable a los signos de Escorpio, Capricornio y
Cáncer.

Pirita

La pirita se recomienda para los procesos de oxigenación de la sangre y para normalizar trastornos del aparato circulatorio.

Los efectos de este mineral son transmisores en un proceso de meditación, ya que ayuda a pasar de un estadio a otro o permite la proyección hacia esferas superiores de conocimiento.

Su capacidad vibratoria es modesta por lo que suele emplearse como complemento de otras piedras.

Rodocrosita

La energía de la rodocrosita conecta al mismo tiempo el plano físico, el mental y el emocional. Las tonalidades amarillas y anaranjadas son afines a todos los chakras y transmiten al cuerpo físico la energía de la Tierra. Los rosados, afines al chakra corazón, ayudan al desarrollo de los sentimientos y a mejorar las relaciones con los demás. Si la piedra tiene destellos blancos se dice que tiene afinidad con el chakra corona, desde el que irradia beneficios a todo el organismo.

La rodocrosita sirve para purificar la sangre, activar el sistema circulatorio y equilibrar trastornos psíquicos derivados de la neurosis. También es eficaz para los trastornos oculares y en niños con problemas respiratorios. Normaliza los tejidos,

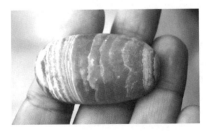

favoreciendo su regeneración. Gracias a la meditación es posible curar distintos tipos de asma.

Influida por Júpiter y Plutón, es afín a los signos de Aries y Escorpio.

Rubí

Símbolo de la sangre, del sistema circulatorio, del corazón, de los sentimientos apasionados, sus diversas variantes sirven como estimulantes emocionales, especialmente en momentos de apatía. Sus tonos brillantes se infiltran en el aura produciendo un efecto de revitalización.

El rubí ayuda a disipar temores, a objetivar los prejuicios, a desmontar las presiones que impiden el libre fluir de las pasiones. El rubí enseña a ver la verdad que anida en el interior del corazón e incentiva las pasiones.

El rubí es afín a todos los chakras y a los signos de Leo, Escorpio y Sagitario.

Rutilo

El color del rutilo es el amarillo, el plateado o el rojo, aunque mantiene ciertos tintes negruzcos. Su brillo es similar al del diamante.

El rutilo amaga una cierta profundidad en su trabajo en meditación e irradia una energía esclarecedora que otorga ideas claras y conceptos firmes para abrir puertas emocionales cerradas desde hace tiempo.

Topacio

El topacio azul conecta con el chakra garganta y da fuerzas para expresar lo que resulta difícil. También favorece los procesos vinculados a la comunicación. Su claridad y sus excepcionales cualidades ópticas iluminan lo más profundo del yo para permitir que lo verdadero aflore y pueda ser comprendido.

El topacio amarillo es afín al chakra del plexo solar y proporciona un estado de plenitud física estimulando los centros vitales. También es eficaz para los desbloqueos mentales, por lo que su ayuda resulta inestimable en los procesos de meditación en el caso de que desarrollen tareas creativas. El topacio blanco contribuye a alcanzar un estado de equilibrio físico notable.

La poderosa corriente magnética del topacio transmite su carga a la mente humana impulsando la comprensión profunda y las posibilidades de expresión. Sus signos afines son Aries, Leo y Escorpio, y sus planetas Mercurio y Urano.

Topacio del Brasil

Perteneciente a la familia de los cuarzos, el topacio del Brasil tiene una coloración que va del dorado luminoso al marrón oscuro. Proporciona calor, confort, energía y entusiasmo de vivir, como características más señaladas.

Se considera una piedra benéfica y protectora de las personas con una mayor sensibilidad. Su campo de fuerza se extiende reforzando la protección del aura. Es muy eficaz cuando se necesita seguridad y confianza. Su energía positiva es un magnífico aliado para los momentos más comprometidos.

Se lo asocia como estimulante de la actividad intelectual, favoreciendo las decisiones inteligentes y sabias; su energía parece dar nuevas fuerzas y bríos a la persona que está pasando por un bache emocional.

Está vinculado con Sol y Mercurio, y con los signos Géminis, Leo y Virgo.

Turmalina

Esta familia de piedras tiene diversas variantes:

- **Turmalina sandía:** Afín al chakra corazón, suele ser verde y rosado, y actúa casi siempre sobre el metabolismo y el funcionamiento cardiaco. En meditación es muy útil porque hace desaparecer los sentimientos negativos, tales como celos, desconfianza, reproches y actitudes egoístas. Resulta un factor equilibrante entre los sentimientos y los impulsos sexuales, ya que es un puente entre el chakra corazón y el plexo solar. Suelen utilizarla las personas que han de sobreponerse de una crisis sentimental, ya que transmite su energía en ese sentido para superar el problema.

- **Turmalina azul y roja:** Vinculada al chakra corazón, favorece las funciones del aparato circulatorio. En meditación, proporciona equilibrio en el plano afectivo y en la toma de decisiones.

- **Turmalina verde:** Su alto poder protección la hace muy útil para aquellas personas afectadas por vibraciones negativas y poder transformarlas en positivas. Encerrada en la mano se activa su fuerza de cara a conseguir una mayor viabilidad a los problemas y las situaciones críticas.

- **Turmalina negra:** En meditación, esta turmalina convierte la energía negativa en positiva, resultando favorable para superar circunstancias poco propicias o favorables. Su fuerza es tal que los cambios que produce siempre son impulsores hacia niveles más altos. También tiene la virtud de proteger a las personas contra sus propios impulsos negativos.

Turquesa

Es una piedra que oscila entre los colores verdes y azules. La turquesa proporciona vitalidad al organismo y transmite sensaciones de bienestar y alegría. La turquesa proporciona una comunicación sincera y profunda con la Naturaleza, otorgando la serena fuerza de la Tierra, así como su equilibrio y serenidad. También favorece el desbloqueo y abre el corazón a las emociones y estímulos como nunca lo ha podido experimentar la persona. En ocasiones esta piedra puede llevar inclusiones de cobre, lo que favorecerá su sistema respiratorio gracias a su poder conductor. Su influencia es lunar y es afín a todos los signos zodiacales.

Zafiro

Como piedra de gran dureza y gran luminosidad, se emplea en meditación para aportar claridad a las capas más profundas del Yo. Se reconoce como la piedra de la sabiduría que desarrolla las propiedades intuitivas de las personas. Sus propiedades vibratorias son altas excepto en las variedades opacas, neutralizando las influencias negativas. Las piedras más claras favorecen los procesos mentales, iluminando la actividad intelectual. Vinculado al chakra del tercer ojo, sus afinidades son Saturno y Mercurio, resultando favorable a los signos Géminis, Sagitario, Capricornio y Piscis.

6. La gemoterapia y otras disciplinas no terapéuticas

Las piedras y los minerales emiten vibraciones curativas que alivian trastornos físicos, emocionales y mentales. Armonizar los chakras para hacer que la energía curativa circule libremente es posible gracias a las piedras y los cristales antes citados. Meditando diez minutos sobre cada uno de los chakras con la piedra correspondiente se obtienen magníficos resul tados.

El trabajo con cristales, piedras preciosas y cuarzos, es una experiencia fascinante que permite fluir a la imaginación y la intuición. Pero para comenzar la práctica lo primero es tratar de lograr un momento de paz y de interiorización.

Las piedras en la meditación

Meditar es encontrarse con uno mismo. Entrar en contacto con lo más profundo del Yo, sin ideas preconcebidas ni juicios de valor. Únicamente observar.

Los cristales son una herramienta muy valiosa para centrar la mente durante la meditación.

Cómo meditar con cristales

1. Elegir un momento del día y un lugar tranquilo en el que nadie pueda molestarle. Vestir prendas cómodas, con las que poder tolerar bien el calor o el frío durante los minutos que dure la meditación.

2. Escoger un cristal en el cual enfocarse y explorarlo con todos los sentidos. Si en el momento de meditar su intención es sólo mirarlo, sitúe la piedra en un lugar en el que pueda verse fácilmente sin necesidad de cambiar de posición. Si lo que planea es sostenerla, tome la piedra en su mano izquierda si es diestro, y en la derecha si es zurdo.

3. Adopte una postura cómoda. Pruebe a sentarse con las piernas enlazadas. Hay personas que encuentran más cómodo sentarse en una silla. Lo importante es mantener la columna recta, mas no rígida. Con su cuerpo suelto, deberá sentir que la cabeza flota sobre la columna. Esto es muy importante para que fluya la respiración, que es el elemento clave en la meditación.

4. Respire profundo varias veces, llene de aire sus pulmones y después expúlselo lentamente. Gradualmente relaje su cuerpo de forma consciente. Imagine que con cada respiración elimina un poco de tensión. Cuando su cuerpo se sienta relajado, escuche su respiración.

5. Conéctese con el cristal, déjese cubrir por su color, sienta su energía alrededor suyo. Si brotan pensamientos repentinos que le distraigan, mire fijamente en el cristal. Si lo guarda en la mano, sienta cómo la energía sube por su brazo y llena su cuerpo. Cada vez que la cabeza comienza a divagar, concéntrese en percibir la energía del cristal.

Trate de realizar una sesión que no sobrepase los diez minutos, pero a diario. Progresivamente haga que ese tiempo vaya a más y pueda llegar a la media hora diaria. Cada día el proceso de meditación es una aventura nueva: unas veces uno puede sentirse más alegre, otros días seguramente se sentirá más tenso, lo que significa que la piedra está haciendo su trabajo.

Al finalizar cada sesión es conveniente dejar que el cuerpo vaya recuperándose poco a poco, despertando lentamente de la meditación.

Cada piedra tiene su utilidad en un chakra concreto. Si se coloca en el chakra equivocado puede causarnos desequilibrios y malestar, por ello es conveniente saber utilizar las piedras.

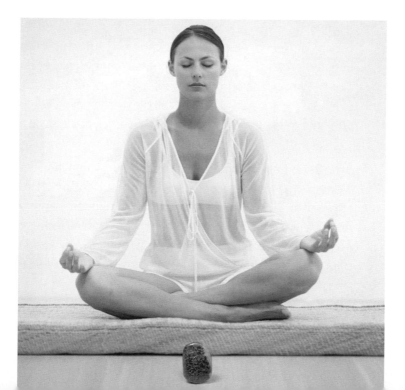

Hay personas que meditan siguiendo la línea de chakras. Empiezan por los chakras inferiores y acaban por los superiores. Se pueden seguir los colores del arco iris: las piedras rojas se corresponden con el chakra raíz y a medida que vas subiendo (naranja, amarillo, verde, azul, morado y transparente) se pasa por el resto de chakras.

- **Ágata:** Aporta energía, equilibrio, fuerza de voluntad. Su chakra es el sacro. Al colocarla en esta posición durante un estado de meditación se ayuda a resolver los problemas digestivos, de bazo, vesícula, páncreas e hígado. En el chakra corona otorga fuerza mental, energía y equilibrio.

- **Aguamarina:** Es una piedra que purifica, da fuerza y valentía. Se emplea para mejorar los problemas en los dientes, el estómago y la garganta. Su chakra es el chakra garganta, en el que se puede dejar durante diez minutos para mejorar los problemas de tiroides, potenciar la comunicación con la pareja o afianzar una relación. Si se coloca en el chakra del plexo solar sirve como relajante muscular y en el chakra raíz evita infecciones.

- **Amatista:** Esta piedra genera paz, amor, valentía y felicidad. Su chakra es el tercer ojo en meditación. Pero sobre el chakra corona quita el dolor de cabeza y aporta armonía y bienestar. Sobre el chakra garganta favorece el sistema respiratorio; sobre el plexo solar estimula la capacidad intelectural; sobre el sacro mejora la fertilidad, la libido y la claridad de ideas.

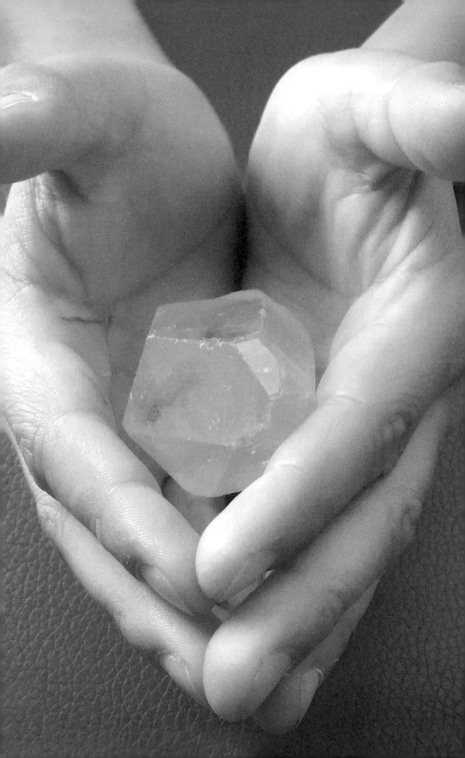

- **Ámbar:** La piedra de la suerte, del éxito, de la creatividad y la inteligencia. Sus chakras son el sacro y el del plexo solar. En el plexo solar elimina los problemas de digestión; en el plexo solar da fuerza, poder y éxito; en el chakra corazón mejora las funciones del músculo cardiaco; en el chakra garganta elimina los problemas de oídos y vista, y en el tercer ojo acaba con las migrañas y los dolores de cabeza.

- **Coral:** El coral aporta voluntad, energía y fuerza. Su chakra es el sacro.

- **Cuarzo blanco:** El cuarzo blanco potencia la creatividad, el poder mental y el poder. Sus chakras principales son el chakra raíz, el sacro y el corona en modo meditación. En el sacro aumenta la fertilidad y la creatividad; en el corona mejora la claridad de ideas y la concentración.

- **El cuarzo rosa:** Se usa para los temas relacionados con los sentimientos y el amor. Su chakra es el corazón, donde aporta felicidad, amor, armonía, bienestar. Ayuda a superar los desengaños amorosos. En el chakra raíz ayuda a cambiar el carácter y a empatizar con la gente; en el chakra corona aclara las ideas y la comprensión de las cosas.

- **Diamante:** El diamante potencia la claridad de ideas, el discernimiento, la concentración. Por tanto ayuda a estudiar si se coloca en el chakra corona durante diez minutos en la fase de concentración.

- **Esmeralda:** Relacionada con el amor y los sentimientos, su chakra es el corazón, donde aporta felicidad, amor, armonía, paz y bienestar.

- **Granate:** Otorga valentía, protección y fuerza física si se deja sobre el chakra raíz o el sacro. En el primero limpia los intestinos y ayuda al aparato digestivo, mientras que en el segundo mejora la función reproductiva en las mujeres. En el chakra corazón ayuda a los problemas óseos y las articulaciones, limpiando la sangre y activando el metabolismo.

- **Jade:** El jade ayuda a superar los problemas de salud somatizados por nosotros mismos. En el chakra corazón estabiliza el ritmo cardiaco, enseña a ser más tolerantes y a equilibrar las emociones; en el sacro aumenta la libido y la fertilidad, favoreciendo la función renal; en el tercer ojo va bien para la vista y aumentar la sabiduría.

- **Hematite:** Combate los problemas de insomnio, los estados nerviosos, pero también es fiel aliado para fortalecer el sistema inmunológico. Se asocia con el chakra corona, lo que ayuda a tener mayor poder mental, más concentración y lógica a la hora de abordar los problemas. Su poder coagulante sirve para cortar las hemorragias.

- **Lapislázuli:** Es la piedra que da protección, amor, valentía, y equilibra las funciones del organismo. Sobre el chakra garganta mejora la expresión, el lenguaje, la dialéctica. Depositada sobre el tercer ojo elimina la migraña y el dolor de cabeza, da mayor poder mental y favorece la meditación. Y en el chakra corona elimina los bloqueos mentales, libera la mente y ayuda a dormir.

- **Malaquita:** La malaquita aumenta la energía, la fuerza, la potencia sexual y la fertilidad. Sobre el chakra del plexo solar favorece el componente emocional de cada persona, quita la angustia y la ansiedad. Sobre el sacro regenera las células y fortalece el sistema inmunitario. Y en el chakra raíz potencia la libido, la reproducción, todo aquello que tiene relación con la sexualidad humana.

- **Ojo de tigre:** Es la piedra de la fortuna, de la suerte, del dinero y la adivinación. Sobre el chakra raíz combate la artrosis, sobre el sacro da mayor poder de concentración, creatividad y espiritualidad. Y sobre el chakra corazón aporta seguridad a la hora de abrir nuevos caminos y tener mejores expectativas.

- **Piedra lunar:** La piedra lunar se relaciona con los aspectos relacionados con la adivinación, con la protección, con la visión de futuro. Colocada sobre el chakra corona da clarividencia, comprensión, claridad de ideas. Sobre el plexo solar combate el asma y favorece el sistema respiratorio. En el tercer ojo aumenta la sabiduría y la meditación. En el chakra raíz mejoran los ciclos menstruales, favorece que haya un buen embarazo, regula el sistema hormonal. En el sacro mejoran las funciones del sistema digestivo y elimina la retención de líquidos.

- **Piedra del Sol:** Es la piedra de la energía, de la salud, de la protección. Colocada durante diez minutos sobre el plexo solar desbloquea los sentimientos reprimidos, libera las emociones, aporta luz y calor. Sobre el sacro mejora las funciones digestivas y aumenta la sensualidad, y en el chakra raíz aumenta la potencia sexual y la libido.

- **Topacio:** El topacio trabaja sobre el sistema digestivo, esto es, mejorando las funciones del estómago, el bazo, la vesícula, el páncreas y el hígado. En el chakra del plexo solar aporta fuerza, equilibrio y energía.

- **Turquesa:** Es la piedra del éxito, de la abundancia, del bienestar, de la armonía, la piedra de la belleza y la sensualidad. Su trabajo consiste en fortalecer el sistema inmunitario, pero si se sitúa sobre el tercer ojo otorga clarividencia e intuición. En cambio, sobre el chakra garganta libera la mente y desbloquea los problemas.

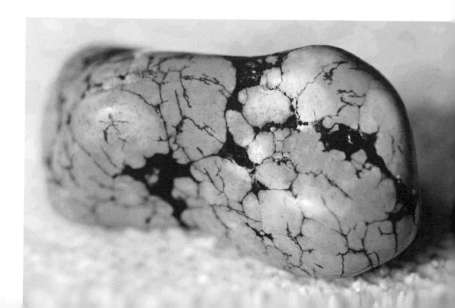

Los cristales y los sueños

Para desarrollar el puente etéreo que conecta la conciencia astral con la física se requiere un trabajo muy minucioso con piedras y cristales. Los mejores cristales a emplear en el trabajo con los sueños son los cristales de diamante Herkimer. Antes de utilizarlo debe limpiarlo y, después de su utilización, debe envolverse en una tela de seda blanca, dorada, violeta o de color azul claro.

Antes de ir a dormir programe el cristal a fin de recordar los sueños por la mañana. Póngalo bajo la almohada, de manera que quede bajo su cabeza. Cuando se esté durmiendo, trate de mantener fija la atención en un pensamiento y, al despertar, anote en seguida en un cuaderno todos los sueños que recuerde. No limpie el cristal entre una noche y otra, ya que de este modo se seguirán desarrollando las vibraciones de su programación.

Cuando pueda recordar sus sueños elija uno que haya reaparecido con frecuencia o que haya tenido una pauta continuada. Programe de nuevo el cristal y colóquelo bajo la almohada, tratando de mantener el estado de concentración como cuando programó el cristal. Tiéndase en la cama lentamente y vea la luz que envuelve su cuerpo. Es el primer paso para controlar sus sueños.

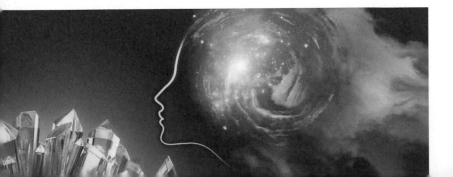

Los diamantes Herkimer

Son cristales exclusivos y debido a sus propiedades están muy buscados.

- Es un mineral que cuenta con 18 caras. Es un cuarzo que se genera de forma natural y su roca proveniente tiene una edad cerca de 500 millones de antigüedad.

- Se les conoce como los cristales de la armonización. Sirven para ajustar tanto situaciones como personas o grupos.

- Los cristales Herkimer son herramientas usadas para lograr el equilibrio. Esto se logra tanto en el aspecto emocional como corporal.

- Estos cristales ayudan a mejorar las percepciones extra-sensoriales y pueden también ser usados para la curación debido a sus propiedades en este campo.

- El cristal Herkimer ayuda a que las personas tengan una mejor conexión con la esfera astral y potencia la memoria para poder recordar los sueños.

Limpie el cristal y prográmelo para viajar a un lugar en el que no haya estado en sus sueños, pero sí en un estado de vigilia. Vuelva a colocar el cristal bajo la almohada y concéntrese en la forma luminosa. Mientras fija su mirada, piense en el lugar en el que le gustaría visitar en sus sueños. Regístrelos en cuanto se despierte.

Programe el cristal para su visita a un lugar en sus sueños en que no haya estado en el plano físico. Cuando despierte registre sus sueños y hágalo al menos durante un mes seguido. Cuando haya dominado este último paso, se hallará en condiciones de estar en cualquier lugar o de visitar cualquier persona en los planos astrales. Habrá construido el puente etéreo que le permitirá moverse libremente entre los planos físico y astral sin perder el recuerdo consciente. Para ser activo en este plano no es necesario ser capaz de transferir los recuerdos de su vida astral hacia su cerebro físico. Si durante el trabajo con cristales siente la necesidad de tener un conocimiento consciente de sus acciones, puede emplear la siguiente técnica.

- Antes de dormirse por la noche, programe el cristal que de algún modo le ayudará en el plano astral mientras su cuerpo físico duerme. Visualícese o céntrese en una tarea específica.

- Tras haberlo programado, coloque el cristal bajo la almohada.

- Trate de conciliar el sueño y visualice lo que sucede en su plano astral.

- No limpie el cristal al despertarse, deje que las vibraciones asociadas se hagan más y más fuertes cada vez que lo use. Guarde el cristal en una tela de seda o algodón.

No utilice esas aptitudes astrales egoístamente o de un modo perjudicial. Emplee la visión astral y los poderes intuitivos para distinguir entre ayuda útil e interferencia inútil. Antes de cambiar las cosas en el universo astral o físico, considere todas las implicaciones y efectos de lo que va a hacer.

Una vez que haya superado la simple curiosidad y comience a trabajar de forma creciente con cristales, desarrolle la inclinación para ayudar a los demás. Cosa que sucede de manera automática. A medida que va avanzando, la persona se va abriendo hacia sus centros superiores, incluido el centro del corazón. Cuando estos centros se abren, la persona llega a poseer las cualidades de empatía, amor y compasión.

Los cristales de cuarzo pueden aliviar el estrés, curar, energizar, etc. Cuando se es capaz de trabajar en el plano astral, se puede conseguir ser inmensamente feliz. Las personas suelen ser más creativas trabajando en el plano astral que no en el físico. Y es que en el cuerpo astral se alcanza un poder de comprensión mucho más profundo que en el plano físico. Es el lugar en el que se encuentran aquellos seres que sólo están dispuestos a ayudarle en su desarrollo astral.

Su sentido de la realidad se expandirá más allá de los límites que puedan haberle impuesto con anterioridad. Su sentido de quién es y de lo que es capaz de hacer se expande literalmente de manera ilimitada. Deja de temer a la muerte, porque ha experimentado que existe más allá de su cuerpo físico, de su mente y de sus emociones.

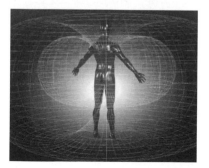

Mantener la salud del aura

Las siguientes piedras se pueden utilizar para mantener nuestra salud áurica y nuestra protección en general:

- **Ámbar:** alinea los cuerpos sutiles con el cuerpo físico, de esta forma nos libera de cargas negativas tanto las nuestras como de las ajenas.

- **Amatista:** cura "agujeros" en el aura, la limpia, canaliza la energía divina para proteger el aura.

- **Lágrimas de Apache:** protege el aura y le impide absorber las energías negativas de cualquier fuente, pero sobre todo la negatividad de otras personas.

- **Jaspe de sangre:** limpia el aura.

- **Cornalina:** repara el aura.

- **Citrino:** limpia y alinea el aura.

- **Magnetita:** fortalece el aura.

- **Cuarzo:** limpia, protege y fortalece el aura.

- **Cuarzo ahumado:** armoniza la energía y elimina la energía negativa del aura.

- **Turmalina verde:** cura aquellas partes del aura que han sido dañadas por diversas energías emocionales.

Amuletos y talismanes

Los amuletos sirven para protegernos de las energías negativas, de los malos espíritus y las influencias negativas de otras personas. Cualquier cosa puede ser empleada como un amuleto: una raíz, una piedra, una herradura. El talismán, por el contrario, tiene la propiedad de atraer la buena suerte y ayudar en la vida a quien lo utiliza. Se confeccionan teniendo en cuenta la influencia de los astros, las horas, los días, las deidades, etc.

Es cierto que hay amuletos que atraen la buena suerte, y también talismanes para evitar las desgracias. Los primeros cumplen la función de proteger y los segundos de canalizar energías portentosas.

Los metales y las piedras preciosas y semipreciosas han sido empleados desde siempre como amuletos y talismanes. No en vano la astrología asocia a cada signo zodiacal una o más piedras preciosas. En muchas religiones, la piedra representa una deidad o un santo en particular. Las piedras preciosas, cuando están talladas, simbolizan la revelación del alma después de haber eliminado las impurezas del cuerpo; las facetas brillantes significan el reflejo en el alma de la luz divina. Las piedras en bruto, en su estado natural, son consideradas amuletos, y las que se encuentran engarzadas o en un símbolo mágico se consideran talismanes que pueden servir para diferentes objetivos.

Eric Fourneau

Las piedras recomendadas para construir un amuleto en función del trabajo que deben realizar son:

- **Para el amor:** cuarzo rosado.
- **Para los negocios y el dinero:** citrina, ojo de tigre.
- **Para el trabajo.** Serpentina, aragonita, crisocola.
- **Para la salud:** amatista, cuarzo transparente, cuarzo rosado, crisocola.
- **Para la creatividad:** pirita, piedra de la Luna.
- **Para los estudios:** lapislázuli, sodalita, celestita.
- **Para los viajes:** jaspe rojo.
- **Para protección en general:** hematite, ónix negro, cuarzo transparente.

Los signos zodiacales y las piedras benéficas

- **ARIES:** Signo regido por Marte. Las piedras más favorables son el cristal, el rubí, el diamante y el zafiro.

- **TAURO:** Signo regido por Venus. Las piedras favorables son el diamante, el lapislázuli, el berilo azul, el berilo verde, la esmeralda, el jade verde claro y el coral rosa. A falta de diamante, el circón.

- **GÉMINIS:** Signo regido por Mercurio. Básicamente se recomiendan gemas de colores cambiantes como el crisoberilo, en su variedad conocida como ojo de gato; Ágata, alejandrita, zafiro blanco, aguamarina muy pálida, ópalo, berilo esmeralda y esmeralda.

- **CÁNCER:** Signo regido por la Luna. Debe trabajar con la piedra de la Luna, el ópalo, el berilo, el jacinto, el ágata, pero sobre todo perlas engastadas en plata.

- **LEO:** Signo regido por el Sol. Se recomienda piedras como el diamante montado en oro. Topacio, el cuarzo estrellado, el crisoberilo dorado, el ámbar amarillo, la turquesa y el rubí.

- **VIRGO:** Signo regido por Mercurio. Sus piedras coinciden con las de Géminis, añadiendo piedras azules y grises. Como turmalina, turquesa, jade, esmeralda y ágata azul. También se sugiere la piedra imán.

- **LIBRA:** Signo regido por Venus. Le son particularmente favorables las gemas de tonalidad verde. La esmeralda, el circón azul verdoso, el jade verde, el aguamarina, el jaspe, la turquesa y la amatista.

- **ESCORPIO:** Signo regido por Marte y Plutón. El granate, rojo fuerte; el jacinto y la venturita, el topacio, la amatista y el rubí fuerte.

- **SAGITARIO:** Signo regido por Júpiter. Le son favorables gemas de color púrpura, violeta o azul oscuro. Amatista, zafiro azul, turmalina azul, morganita violeta y lapislázuli. También la esmeralda y magnetita.

- **CAPRICORNIO:** Signo regido por Saturno. Le convienen gemas oscuras. Por ejemplo, el diamante negro, el ópalo negro, el ónice y las piedras verde-oscuro como la malaquita. También el zafiro y el calcedonio.

- **ACUARIO:** Signo regido por Urano y Saturno. Le convienen gemas de todas las gamas fluorescentes: Alejandrina, ojo de gato, ópalos irisados, rubíes y zafiros en su variedad de corindones. Amatista, ágata amarilla y piedra de la Luna.

- **PISCIS:** Signo regido por Júpiter y Neptuno. Le convienen gemas de azul-verdoso, color mar. Berilos, lapislázuli, turquesa, circón estrella, jade verde, carbunclo, esmeralda y perla.

La curación con cristales

Una enfermedad física o mental, el dolor emocional, el estrés, producen un claro desequilibrio en el organismo. Así pues, la curación se centra en recomponer la armonía natural del cuerpo humano y eso incluye las facetas física, mental y emocional del individuo. Cuando se logra, desaparecen los síntomas de la enfermedad. Todos los procesos curativos que pretendamos abordar deben tener como objetivo la creación de equilibrio.

Hay muchos métodos para trabajar con el cristal de cuarzo. Pero ante todo lo primero que debe hacerse es limpiar la habitación, tratar de conectarse con la Tierra y ser capaz de desarrollar una percepción intuitiva de las vibraciones con las que se trabaja.

Sensibilice sus manos para sentir físicamente las vibraciones del cristal y el aura o campo electromagnético alrededor del cuerpo que está curando.

Si se trabaja con otra persona, hay que asegurarse de que está centrada, verificándolo intuitivamente. Si se comprueba que la persona no está centrada, trate de que se conecte con la tierra y así lograr los ajustes necesarios.

Tiéndase y rodee su cuerpo con las piedras de amatista y coloque un cuarzo rosa sobre su centro del corazón. Un cristal en los pies, apuntando hacia fuera, permitirá que la energía no deseada abandone su cuerpo. Y otra piedra apuntando hacia fuera en la coronilla impedirá que por la cabeza entren vibraciones no deseadas.

El paso siguiente es abrir los puntos de los chakras de la persona y los meridianos de energía en cada mano y cada pie. Coja el cristal con la mano izquierda para energizarse. Luego, coja otro cristal con la mano derecha. Empiece a pasar su mano derecha y el cristal sobre el campo de energía sutil de la persona, a unos quince centímetros de su cuerpo. El cristal de la mano izquierda le energiza, y desde ese lugar de serenidad centrada páselo por el campo o aura sutil de la persona, desde la cabeza hasta los pies. Trate de percibir así su energía sutil.

Cuando una persona sufre una enfermedad determinada, no suponga que ese será el único lugar de su campo de energía en el que encontrará discrepancias. Cubra todo el campo, de izquierda a derecha y de arriba abajo. Mientras trabaja, continúe manteniendo su estado relajado de concentración. Todo lo que suceda físicamente a la persona va manifestarse en el cuerpo sutil o aura.

Trabaje en cada zona de discrepancia hasta que sienta que ha hecho lo suficiente. Descubrirá que establece un ritmo mientras efectúa la curación. Recuerde que debe mantenerse centrado, pasando de una zona a otra hasta cubrir todo el cuerpo y trabaje hasta que la guía interior le diga que ya es suficiente.

Si mientras hace esto, los cristales empiezan a calentarse o se tornan opacos, significa que precisan de una limpieza. Sumérjalos entonces en agua salda hasta enfriarlos o limpiarlos. También puede quemar incienso y luego limpiar el cristal mientras trabaja. Cuanto mayor sea el grado de concentración de la persona, mayores serán los resultados. Al utilizar el cristal, también se energiza el cuerpo sobre el que se trabaja.

Cuando se aceleran las vibraciones o están desacompasadas entre una zona y otra del cuerpo, se puede utilizar el cristal para nivelarlo. El resultado será una interacción intuitiva entre el cristal, la persona, y el cuerpo en el que se trabaja. Lo más normal es que perciba hacia dónde debe dirigir el cristal, que se sentirá atraído hacia una zona en particular.

Preste atención a las respuestas que emite su cuerpo, lo que le guiará para saber qué precisa su cuerpo o el de la persona con la que esté trabajando. Cuando dos individuos trabajan juntos con cristales se desarrolla, inevitablemente, una corriente empática entre ellos. Cuando uno de ellos siente cosas en su cuerpo está anticipando la manera cómo actuar.

El cuerpo puede actuar de maneras muy diferentes. En ocasiones una persona puede sentir un ligero hormigueo en el hombro, y la persona con la que trabaja experimentar esa misma sensación también. Si siente mareos o se siente muy tenso mientras trabaja, haga unas respiraciones profundas y prolongadas y trate de abrir sus canales superiores, restableciendo la conexión con la tierra.

Cuando trabaje con un cristal el grado de concentración ha de ser absoluto, sin nada que pueda interferir, como llamadas de teléfono inoportunas, niños corriendo y vociferando o animales domésticos en la habitación.

Sellar a la persona

Una vez se ha terminado el trabajo, la persona queda "abierta". Sus mecanismos de filtración naturales deberían estar activados a fin de no absorber de manera indiscriminada todas las vibraciones con las que entre en contacto. Utilice la respiración o emplee la mano pasándola por encima del cuerpo, en la zona del centro del corazón. Luego imagine que un viento sopla de izquierda a derecha o en ambas direcciones. Entonces la persona estará debidamente preparada para la actividad cotidiana fuera del espacio curativo.

Pase la mano por encima del cuerpo, a unos quince centímetros, desde la cabeza a los pies y terminando en los pies. Es la manera para eliminar toda la energía negativa que pueda persistir sobre el cuerpo. La persona sobre la que se trabaja se sentirá más relajada. La dirección de trabajo debe ser desde la cabeza hasta los pies, de manera que la energía negativa que tratamos de eliminar circule en dirección al suelo.

Sucede en ocasiones que los sanadores atraen la energía negativa hacia ellos, sin pretenderlos. Cuando eso sucede, es fácil ver cómo le cambia el ánimo al sanador, experimenta nerviosismo, puede llegar a perder peso.

Con el objetivo de limpiarse después de una curación, comience por lavarse con agua fría, lo que impedirá que la energía negativa pase de las manos a las muñecas y, desde allí, al resto del cuerpo. Toque el suelo con las manos hasta que, intuitivamente, le parezca suficiente. A continuación limpie la habitación, limpie su cuerpo y haga lo mismo con la otra persona utilizando un sahumerio. Limpie el cristal y cualquier herramienta que haya empleado.

Para que la energía sutil se distribuya bien por todo el cuerpo no hay que olvidar trabajar bien sobre la zona del ombligo, ya que es ahí desde donde se distribuyen los nervios sutiles que agrupan, mezclan y redistribuyen la energía por todo el cuerpo. Las emociones no expresadas se acumulan por todo el cuerpo y la ira contenida en la zona del ombligo. En cambio, la tristeza y las comunicaciones reprimidas se alojan en la zona de la garganta.

Un buen sanador siente la energía fluyendo desde la punta de los dedos de la otra persona. Si esa energía está bloqueada podrá sentir en su mano una pequeña bola de energía que no puede fluir hacia la otra persona. Tanto la coronilla como la planta de los pies deberían estar abiertas para que la energía pueda salir por ellos. Sólo se encuentra el equilibrio cuando todos los centros se hallan abiertos y en armonía entre sí. Utilice sus cristales para abrir esas zonas y extraer las energías sutiles que deberían fluir.

El color de los cristales

Las personas que trabajan con cristales prefieren comúnmente el cuarzo claro, debido a su forma y color. Sin embargo, ya que los chakras tienen colores asociados con cada área, se puede colocar el cristal o piedra preciosa del color específico sobre los chakras del mismo color.

Rojo

Es un color estimulante. El uso del rojo está indicado en el tratamiento de los desórdenes energéticos como apatía física, anemia, bronquitis, estreñimiento por atonía digestiva intestinal, reuma causado por el frío, escalofríos, catarros, falta de hemoglobina, frigidez, esterilidad, hipotensión, neurastenia y tuberculosis. A nivel psicológico es estimulante, facilita la extraversión. Su abuso puede provocar agresividad, irritación y fatiga.

Naranja

Es el símbolo de la energía femenina, creación, amistad, vida, alegría y felicidad. Influye en la vitalidad física y el intelecto. En el plano psicológico favorece los procesos de eliminación de residuos, trata la aflicción, pesar, pérdida, dificultades de relación, problemas de introversión, favorece los cambios y da valor para afrontar la vida. A nivel físico se utiliza para tratar el asma, bronquitis, epilepsia, trastornos mentales y musculares, calambres, reumatismo, desgarros, dolor de ligamentos, fracturas óseas, cálculos renales, espasmos intestinales, hipotiroidismo, prevención de tumores malignos, estreñimiento y dificultades menstruales. La ropa de color naranja ayuda a equilibrarse, aumenta el optimismo y el tono sexual y elimina las inhibiciones y la parálisis psicológica.

Amarillo

Es el color del intelecto. Estimula el cerebro, el sistema nervioso, facilita la concentración, mejora los reflejos, ayuda a concretar objetivos y superar miedos, cura la depresión, facilita el otorgamiento de sentido a la vida, la asimilación de los alimentos, la digestión y la relajación. Indicado en los casos de parálisis, reumatismo muscular, estreñimiento, indigestión crónica, inflamación abdominal, desarreglos del páncreas y vesícula biliar, hígado sobrecargado, parásitos intestinales, dolores de cabeza, impurezas en la sangre, falta de concentración, pesimismo, alteraciones de la piel y trastorno bipolar. Los alimentos de color amarillo favorecen la pérdida de peso, ya que eliminan el exceso de grasa del cuerpo. Es un eficaz antidepresivo que se recomienda mirar, beber, comer y llevar puesto.

Turquesa

Se emplea para reforzar el sistema inmunológico. Se utiliza en infecciones y enfermedades infecciosas, calma y disminuye las inflamaciones y ayuda al disfrute de la vida familiar. Es un color relacionado con la garganta, el pecho y la tiroides; alimenta el sistema nervioso central, estimula el discernimiento y restablece la paz.

Verde

Es el color del equilibrio y la armonía. Trata el cansancio físico y las heridas, produce regeneración celular, se utiliza en el tratamiento de tumores malignos, para aumentar las defensas del sistema inmunitario, en las afecciones cardíacas, los problemas del sistema circulatorio, los dolores de cabeza, las neuralgias, los trastornos del sueño, la inestabilidad emocional, potencia la capacidad de adaptación, favorece la relajación física, tiene propiedades antisépticas y desintoxica. El uso del verde tonifica, alivia el estrés, el cansancio y los dolores de cabeza, ayuda con los problemas de hígado y resulta beneficioso en los casos de claustrofobia. Los alimentos verdes desintoxican, aumentan el vigor y la resistencia física, y tonifican el cuerpo.

Azul

Simboliza la paz y tranquilidad. Se emplea para tranquilizar, tratar las glándulas tiroideas y paratiroideas, la garganta (laringitis, amigdalitis y bocio), la rigidez de cuello, la incontinencia, las inflamaciones, el insomnio, las dolencias de la infancia como la dentición, o los problemas de oídos y garganta. Sirve para reducir la fiebre, estimular los ganglios linfáticos, eliminar los residuos celulares del cuerpo, el tratamiento del cansancio psíquico y del estrés, miedo, palpitaciones e insomnio, picaduras, dolores de cabeza, hemorragias, hipertensión, estrés, vómitos, tos nerviosa, infecciones, inflamación de ojos, reglas dolorosas, dolor de muelas, espasmos estomacales, epilepsia, llagas en la boca, quemaduras, dolores vertebrales agudos y picaduras.

Violeta

Simboliza la espiritualidad y la intuición. Se utiliza en cromoterapia para calmar el sistema nervioso, tratar el insomnio y los trastornos psíquicos como la esquizofrenia; estimula la fabricación de leucocitos, elimina toxinas, cura inflamaciones y la ciática. Su uso se recomienda para angustias emocionales, celos, envidias, nerviosismo, miedos sin causa, asma, bocio, cataratas, cistitis, estados de cólera, enfermedades del cuero cabelludo, inflamación de los nervios, epilepsia, insomnio, indigestión, irritación de la piel, lumbago, meningitis, neumonía, pérdida de memoria, problemas reumáticos, de la vesícula, del bazo y los riñones, debidos al frío o a la humedad, desintoxicación de la sangre, tumores, cáncer y SIDA.

Magenta

Es un color espiritual, que permite descartar ideas y pautas de pensamiento que ya no sirven. Actúa sobre cuerpo, mente y espíritu. Utilizado para tara tratar los aspectos emocionales de la persona, en casos de sinusitis, zumbido de oídos, quistes benignos y desprendimiento de retina.

Bibliografía

Arrieta, M. *Cristaloterapia. Bases científicas terapéuticas. Curación cuántica.* Índigo, 2005.

Cipriani, C., Borelli, A., *Guía de piedras preciosas.* Editorial Grijalbo, 1986.

Chocrón, D., *La curación por las piedras. Litoterapia.* Océano, Barcelona, 1988.

Cornelius S. Hurlbut, JR., *Manual de mineralogía de Dana.* Editorial Rebeté, Barcelona, 1992.

Hall, C., *Piedras preciosas.* Ed. Omega, Barcelona, 1995.

Lilly, S., *Cristales. Vida y salud. Cómo usar los cristales y las gemas para restablecer el equilibrio interior y mejorar su salud.* Parramón, Barcelona, 2001.

Moorey, T., *Su código de cristal. Descubra cómo elegir e interpretar sus cristales personales.* Edaf, México, 2007.

Mottana, A. y Liborio, G., *Guía de minerales y rocas.* Ed. Grimaldo, Barcelona, 1975.

Salatino, A., *La sabiduría de los cristales.* Editorial Kier, Buenos Aires, 2004.

Serrano, A.S., *Obsidiana. Piedra sagrada de sanación.* Índigo, 2004.

En la misma colección

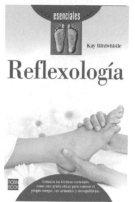

REFLEXOLOGÍA
Kay Birdwhistle

Cuando se tiene una dolencia o se sienten emociones negativas, una opción es sufrirlas y la otra –más inteligente– es intentar controlarlas o suprimirlas. La influencia benéfica y relajante de la reflexología está fuera de toda duda. A través del estudio de las plantas de los pies, un terapeuta puede comprobar las conexiones energéticas de cada área de nuestro organismo y, mediante una serie de técnicas, puede fortalecer el sistema inmunológico, reducir el estrés, depurar y drenar toxinas o trabajar las emociones profundas y los miedos.

Este libro brinda la oportunidad de conocer las técnicas esenciales de la reflexología para que todo el mundo las pueda ir incorporando a su vida diaria y sean una ayuda eficaz para conocer el propio cuerpo, sus armonías y sus desequilibrios.

EL YOGA CURATIVO
Iris White y Roger Colson

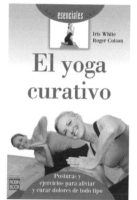

El yoga es un sistema sumamente eficaz para alcanzar un estado de equilibrio físico y emocional. Su práctica no sólo aporta una evidente mejoría en la capacidad respiratoria sino que además actúa de forma muy favorable sobre los órganos internos. Este libro sintetiza toda la sabiduría y la experiencia de la práctica del yoga curativo o terapéutico en un programa que muestra cómo cada persona puede optimizar la salud y alcanzar la curación.

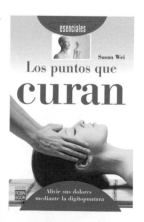

LOS PUNTOS QUE CURAN
Susan Wei
Alivie sus dolores mediante la digitopuntura.

La técnica de la estimulación de los puntos de energía y del sistema de meridianos es tan antigua como la misma humanidad. Se trata de una técnica que recoge la enseñanza de lo mejor de la acupuntura, del shiatsu y de la acupresura para el alivio rápido de diferentes síntomas. Y que en caso de enfermedades crónicas, sirve de complemento a los tratamientos médicos prescritos. Este libro es una guía que indica la situación de cada punto de energía para una práctica regular que devuelva la armonía a la persona y pueda protegerla de algunas enfermedades.

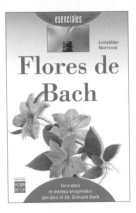

FLORES DE BACH
Geraldine Morrison

¿Sabía que los desequilibrios emocionales pueden tratarse con esencias florales? Son las llamadas Flores de Bach, un conjunto de 38 preparados artesanales elaborados a partir de la decocción o maceración de flores maduras de distintas especies vegetales silvestres. En efecto, emociones y sentimientos como la soledad, la timidez, la angustia, la intolerancia o el miedo pueden combatirse cuando perturban nuestro ritmo diario y trastocan nuestro equilibrio. Este libro reúne los conceptos fundamentales del sistema terapéutico ideado por Edward Bach con la finalidad de que cualquier persona pueda recuperar la armonía del cuerpo y de la mente a favor de un mayor bienestar.

PILATES
Sarah Woodward

Experimenta un nuevo estilo de vida y una nueva manera de pensar con el método Pilates, sin duda algo más que una serie de ejercicios físicos. Tal y como lo define su creador, Joseph Pilates, «es la ciencia y el arte de desarrollar la mente, el cuerpo y el espíritu de una manera coordinada a través de movimientos naturales bajo el estricto control de la voluntad». El método Pilates propone otra forma de realizar el trabajo muscular, dando un mayor protagonismo a la resistencia, la flexibilidad y el control postural. La mayoría de ejercicios se realizan mediante una serie de movimientos suaves y lentos que se consiguen a través del control de la respiración y la correcta alineación del cuerpo.

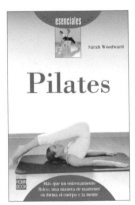

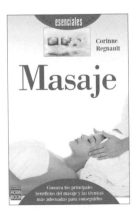

MASAJE
Corinne Regnault

Entre otros beneficios, el masaje facilita la eliminación de toxinas, activa la circulación sanguínea y linfática y mejora el aporte de oxígeno a los tejidos. También es útil para aliviar el estrés y estados de ánimo negativos, pues estimula la producción orgánica de endorfinas. Es, posiblemente, una de las herramientas terapéuticas más antiguas que ha empleado el ser humano para tratar estados de dolor. Y tradicionalmente se ha utilizado para aliviar o hacer desaparecer las contracturas y la tensión muscular. Este libro es un manual de uso básico que repasa los principales métodos utilizados para realizar un buen masaje y explica de manera muy práctica los pasos a seguir para realizarlo.

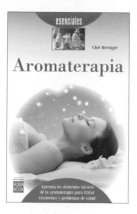

AROMATERAPIA
Cloé Béringer

Este libro es una invitación para adentrarse en el mundo de las esencias naturales que se extraen a través de las plantas. Cuando todo a nuestro alrededor transcurre muy rápido, cuando el entorno se vuelve cada día más exigente, parece obligado tomar un respiro y abandonarse a un tratamiento natural como este para restablecer nuestro equilibrio y armonía. Con la lectura de esta guía el lector conocerá las propiedades (analgésicas, antibióticas, antisépticas, sedantes, expectorantes o diuréticas) de cada una de las diferentes plantas de las que se pueden extraer los aceites esenciales y los beneficios físicos y psicológicos que se pueden derivar.

AYURVEDA
Thérèse Bernard

El método de salud más antiguo del mundo. Así es como se define el ayurveda. Desarrollado en la India hace ya más de 6.000 años, su nombre significa "conocimiento o ciencia de la vida". En efecto, se trata de crear equilibrio y fortalecer al tiempo las capacidades curativas del cuerpo humano. Su modo de abordar la salud desde un punto de vista holístico, esto es, integral, lo convierte en un método diagnóstico que tiene en cuenta todos los aspectos de la vida de una persona. Este libro es una introducción a la ciencia ayurvédica que le ayudará a desarrollar una mayor sensibilidad hacia su cuerpo, entendiendo la enfermedad pero también su origen. De modo que pueda conocer los aspectos físicos, psicológicos y espirituales de cada patología.

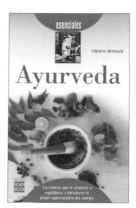

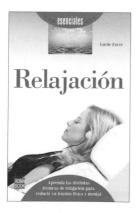

RELAJACIÓN
Lucile Favre

La relajación es un estado natural que nos proporciona un descanso profundo a la vez que regula nuestro metabolismo y nuestra tensión arterial. Pero llegar a ese estado es difícil debido al ritmo de vida al que nos vemos sometidos. Las técnicas de relajación liberan nuestras tensiones, tanto musculares como psíquicas, facilitan el equilibrio y nos proporcionan paz interior. Llegar a ese estado de bienestar y tranquilidad requiere tiempo y una cierta práctica. e ahí que este libro combine la exposición de los principales métodos contrastados para relajarse con una serie de ejercicios muy útiles que pueden conducirte a esa calma tan deseada.